U0251665

国家自然科学基金青年项目（72104159，71904138）
国家自然科学基金重点项目（71532007）
教育部人文社会科学研究青年基金项目（20YJC790179）
中国博士后科学基金面上项目（2020M673274）

张雨萌◎著

医疗服务资源调度优化及应用：基于供需匹配视角

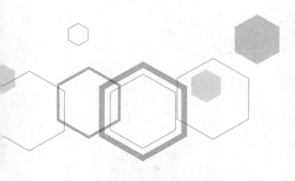

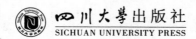

四川大学出版社
SICHUAN UNIVERSITY PRESS

图书在版编目（CIP）数据

医疗服务资源调度优化及应用：基于供需匹配视角 /
张雨萌著． — 成都：四川大学出版社，2022.7
ISBN 978-7-5690-5526-9

Ⅰ．①医… Ⅱ．①张… Ⅲ．①医疗卫生服务－资源配
置－研究－中国 Ⅳ．① R199.2

中国版本图书馆 CIP 数据核字（2022）第 103698 号

书　　名：医疗服务资源调度优化及应用：基于供需匹配视角
　　　　　Yiliao Fuwu Ziyuan Diaodu Youhua ji Yingyong: Jiyu Gongxu Pipei Shijiao
著　　者：张雨萌

选题策划：蒋　玙
责任编辑：肖忠琴
责任校对：蒋　玙
装帧设计：墨创文化
责任印制：王　炜

出版发行：四川大学出版社有限责任公司
　　　　　地址：成都市一环路南一段 24 号（610065）
　　　　　电话：（028）85408311（发行部）、85400276（总编室）
　　　　　电子邮箱：scupress@vip.163.com
　　　　　网址：https://press.scu.edu.cn
印前制作：四川胜翔数码印务设计有限公司
印刷装订：四川盛图彩色印刷有限公司

成品尺寸：170mm×240mm
印　　张：10.25
字　　数：194 千字

版　　次：2022 年 7 月 第 1 版
印　　次：2022 年 7 月 第 1 次印刷
定　　价：53.00 元

四川大学出版社
微信公众号

目　录

1　概　论 ……………………………………………………（ 1 ）

　1.1　研究背景 ……………………………………………（ 1 ）

　1.2　研究意义 ……………………………………………（ 4 ）

　1.3　研究框架 ……………………………………………（ 5 ）

　1.4　章节安排 ……………………………………………（ 6 ）

2　国内外研究现状 …………………………………………（ 8 ）

　2.1　医疗服务急诊量预测研究现状 ……………………（ 8 ）

　2.2　医疗服务系统调度优化研究现状 …………………（ 9 ）

　2.3　医技调度优化研究现状 ……………………………（ 19 ）

　2.4　供应链多主体决策优化研究现状 …………………（ 22 ）

　2.5　研究述评 ……………………………………………（ 25 ）

3　医疗服务资源调度案例分析 ……………………………（ 28 ）

　3.1　患者检查流程分析 …………………………………（ 28 ）

　3.2　数据资料来源与预处理 ……………………………（ 29 ）

　3.3　检查量分析 …………………………………………（ 30 ）

　3.4　患者到达量分析 ……………………………………（ 31 ）

　3.5　服务时间分析 ………………………………………（ 36 ）

　3.6　CT 预约调度问题概述 ……………………………（ 37 ）

4　医疗服务急诊量预测研究 ………………………………（ 39 ）

　4.1　数据来源、基本分析及预处理 ……………………（ 39 ）

　4.2　预测模型框架 ………………………………………（ 40 ）

　4.3　预测模型建立 ………………………………………（ 42 ）

　4.4　结果分析与讨论 ……………………………………（ 50 ）

5　相同优先级患者的医疗服务资源调度优化策略研究 …（ 55 ）

　5.1　问题描述 ……………………………………………（ 55 ）

　5.2　分散决策模式下的模型及结构性质 ………………（ 57 ）

　5.3　集中决策模式下的模型及结构性质 ⋯⋯⋯⋯⋯⋯（68）

　5.4　灵敏度分析 ⋯⋯⋯⋯⋯⋯⋯⋯⋯⋯⋯⋯⋯⋯⋯⋯（70）

　5.5　数值算例分析 ⋯⋯⋯⋯⋯⋯⋯⋯⋯⋯⋯⋯⋯⋯⋯⋯（79）

　5.6　本章小结 ⋯⋯⋯⋯⋯⋯⋯⋯⋯⋯⋯⋯⋯⋯⋯⋯⋯⋯（87）

6　不同优先级患者的医疗服务资源调度优化策略研究 ⋯⋯（89）

　6.1　问题描述 ⋯⋯⋯⋯⋯⋯⋯⋯⋯⋯⋯⋯⋯⋯⋯⋯⋯⋯（89）

　6.2　分散决策模式下的模型及结构性质 ⋯⋯⋯⋯⋯⋯（91）

　6.3　集中决策模式下的模型及结构性质 ⋯⋯⋯⋯⋯⋯（96）

　6.4　灵敏度分析 ⋯⋯⋯⋯⋯⋯⋯⋯⋯⋯⋯⋯⋯⋯⋯⋯⋯（97）

　6.5　数值算例分析 ⋯⋯⋯⋯⋯⋯⋯⋯⋯⋯⋯⋯⋯⋯⋯（108）

　6.6　本章小结 ⋯⋯⋯⋯⋯⋯⋯⋯⋯⋯⋯⋯⋯⋯⋯⋯⋯（115）

7　考虑患者双向转移的医疗服务资源调度优化策略研究 ⋯（117）

　7.1　问题描述 ⋯⋯⋯⋯⋯⋯⋯⋯⋯⋯⋯⋯⋯⋯⋯⋯⋯（117）

　7.2　分散决策模式下的模型及结构性质 ⋯⋯⋯⋯⋯（119）

　7.3　集中决策模式下的模型及结构性质 ⋯⋯⋯⋯⋯（124）

　7.4　灵敏度分析 ⋯⋯⋯⋯⋯⋯⋯⋯⋯⋯⋯⋯⋯⋯⋯⋯（125）

　7.5　数值算例分析 ⋯⋯⋯⋯⋯⋯⋯⋯⋯⋯⋯⋯⋯⋯⋯（129）

　7.6　本章小结 ⋯⋯⋯⋯⋯⋯⋯⋯⋯⋯⋯⋯⋯⋯⋯⋯⋯（133）

8　总结与展望 ⋯⋯⋯⋯⋯⋯⋯⋯⋯⋯⋯⋯⋯⋯⋯⋯⋯⋯（136）

　8.1　研究总结 ⋯⋯⋯⋯⋯⋯⋯⋯⋯⋯⋯⋯⋯⋯⋯⋯⋯（136）

　8.2　研究展望 ⋯⋯⋯⋯⋯⋯⋯⋯⋯⋯⋯⋯⋯⋯⋯⋯⋯（141）

参考文献 ⋯⋯⋯⋯⋯⋯⋯⋯⋯⋯⋯⋯⋯⋯⋯⋯⋯⋯⋯⋯（143）

1 概 论

1.1 研究背景

目前，随着中国人口老龄化程度不断加深，慢性病管理与重大传染病防控等给医疗服务系统带来了巨大压力。随着经济社会可持续发展进程的逐步深入，以及统筹城乡一体化与新医改政策的全面推进，中国的全民医疗健康服务体系和医疗保障体系不断完善，医疗服务需求迅速释放，医疗服务系统面临着巨大的供需匹配压力。图1.1为2015—2019年中国医疗卫生机构门诊量及增长速度，图1.2为2015—2019年中国医疗卫生机构住院量及增长速度。由图1.1和图1.2可知，我国医疗卫生机构的门诊量和住院量都呈现逐年上升的趋势，居民获取医疗服务的能力持续增长。从医疗服务的供给侧看，2017年，我国约58%的医疗资源集中在三级医院，而基层医疗卫生机构仅占18%，这种倒三角式的资源分配方式面临着低效率、高成本及无法满足人群需要等问题（Yip et al.，2019），加剧了医疗服务的供需失衡。

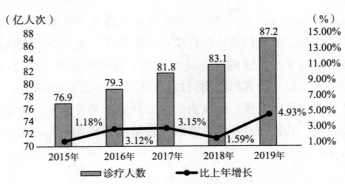

图1.1　2015—2019年中国医疗卫生机构门诊量及增长速度

资料来源：《2019年我国卫生健康事业发展统计公报》。

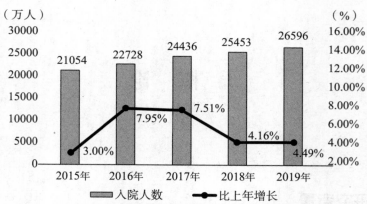

图 1.2　2015—2019 年中国医疗卫生机构住院量及增长速度
资料来源：2019 年我国卫生健康事业发展统计公报。

医疗服务资源作为一种特殊的服务资源，其主要特点为：①差异性，不同地区、不同级别的医疗机构，其医疗服务资源存在显著的差异性；②不确定性，主要体现为需求的不确定性及资源来源的不确定性；③易逝性，医疗服务提供的时间需要与医疗服务利用的时间相一致，供需在时间上的错位意味着巨大的损失；④信息的综合性，由于医疗决策的可靠性依赖于对大量医疗信息的收集、整理与分析，因此需要高效整合各类医疗信息；⑤共享性，当医疗资源供给不足时，通过整合调度和优化医疗资源配置，实现跨区域、跨部门的医疗资源共享，能够减少资源闲置，提高资源利用率，提升运营效率；⑥多维性，由于患者就诊选择的不确定性、患者病情的不确定性，以及服务流程的不确定性，在医院管理实践中，对患者的调度要充分考虑患者的多维不确定性（罗利、石应康，2014）。

根据 Smith-Daniels 等（1988）的定义，医疗服务资源包括设施、人力和设备。其中，设备主要是指各种医疗检查诊断设备，隶属于医技科室。从流程来看，医技科室的工作是医院服务流程中的关键性中间环节（图 1.3）。大型医疗检查设备［如电子计算机断层扫描仪（Computed Tomography，CT）］等是医院关键资源的重要组成，对疾病的诊断和治疗至关重要。以我国某大型综合公立医院为例，其各种专业设备的服务量呈现逐年递增的趋势，尤其是 CT 设备（图 1.4）。

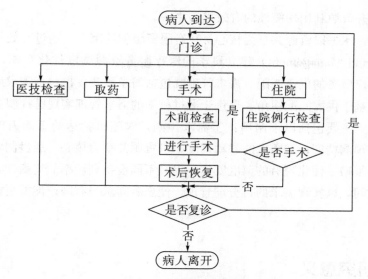

图 1.3 医院服务流程图

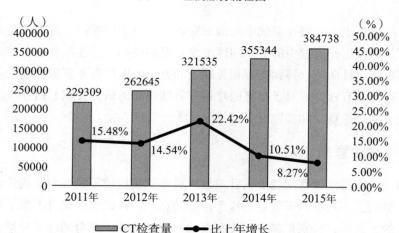

图 1.4 2010—2015 年某医院 CT 检查量及增长速度

资料来源：某医院放射科年报。

作为大型综合公立医院的核心部门，医技设备采购费用昂贵，日常维护成本高，其购置有严格的限制，故医技科室的服务产能相对固定。若设备得不到合理利用，将会造成稀缺资源的浪费。在医技检查过程中，存在患者预约量和检查量不匹配、非紧急患者等待时间过长、不同设备的利用率不均衡等现象（丁宏伟，2013；秦春蓉，2014）。不同科室之间的资源利用不均衡也是制约医院管理效能提升的关键问题（王昱等，2018；王建军等，2021；Xie et al.，2021）。鉴于医疗服务资源的共享性特征，资源共享可促进跨区域、跨部门联

3

动，是提升资源利用均衡性的有效措施之一。

因此，本书以资源共享为核心，在有限资源的约束下，通过有效的需求管理（Demand Management）建立科学的医疗服务资源调度优化策略，并致力于促进医疗服务的供需匹配。需求管理既包括需求预测，也包括需求调度。因而，本书基于供需匹配视角，聚焦于通过科学的需求管理实现医疗服务资源的调度优化，主要包括以下两项：①需求预测，对随机到达的急诊需求进行预测，提高预测精度；②需求的联动调度，以资源共享为核心，通过制定科学的需求调度策略，优化现有的调度安排，提升不同设备利用率的均衡性，降低患者等待时间，以实现需求的再分配管理，使患者需求与有限产能能更好地进行匹配。

1.2　研究意义

本书聚焦于医疗服务系统中的需求管理问题，主要探讨了需求预测和需求调度。从医院运作管理中的实际问题出发，提炼问题，并在此基础上探讨了机器学习算法、排队论、博弈论等相关理论和方法在医疗服务资源调度优化问题中的普适性和有效性，对于丰富医疗运作管理领域的研究文献、指导医院管理具有重要的理论意义和实践意义。

1.2.1　理论意义

第一，在需求预测问题上，针对放射科急诊量构建了线性与非线性预测模型，并刻画了不同滞后天数对于模型性能的影响。在研究中充分考虑了患者到达过程的复杂性，特别是其序列中存在的非线性特征，综合构建了包括差分整合移动平均自回归（Autoregressive Integrated Moving Average，ARIMA）模型和多种机器学习算法在内的线性与非线性模型，以刻画不同类别患者到达的差异性。此外，还探讨了不同滞后天数对于机器学习模型性能的影响，这一议题在现有文献中鲜有研究。

第二，在需求调度问题上，分别从分散决策模式与集中决策模式的不同视角，构建了基于排队论和博弈论的集成分析框架，探讨了两类需求在两台设备间的单向和双向转移问题，旨在实现不同业务单元的医疗需求联动调度优化策略的规范性与创新性研究，丰富和拓展了排队论在医疗运作管理领域的理论研究，对于解决跨区域多机构之间的需求调度优化问题具有极强的借鉴意义和学术价值。

1.2.2　实践意义

第一，在需求预测问题上，以某医院为具体工作调研对象，集中考虑了急诊类别和影响因素的交互影响，明确了不同类别的急诊量在最优预测模型和影响因素上的差异性，为制定科学的急诊产能预留策略提供了依据。

第二，在需求调度问题上，本书的研究内容是在需求分布不均衡的情况下，研究如何通过调度优化来实现多方效益最优的问题。以实际数据为依托，分析了不同类型患者在到达过程和服务时间上的差异性，以此为基础进行算例分析，探究参数变化对于均衡策略和目标函数值的影响。该研究结果能为医院的管理者在进行需求调度时提供指导建议和决策支持。

1.3　研究框架

本书以医疗服务资源为研究对象，首先分析了医疗服务资源调度优化的现实问题，其次对国内外研究现状进行分析与评述，再次从实际数据出发对医疗检查的供需服务现状进行分析，再其次对急诊需求进行预测，最后在需求调度框架下从单向转移和双向转移的不同情境角度进行医疗服务资源调度优化策略研究，以求在需求管理的框架下解决对应问题。医疗服务资源调度优化分析框架如图 1.5 所示。

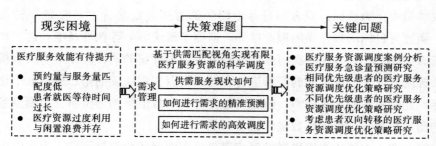

图 1.5　医疗服务资源调度优化分析框架

1.4　章节安排

本书主要按照以下结构安排内容。

第1章，概论。在分析了医疗服务资源调度优化的研究背景和意义后，提出了医疗服务资源调度优化分析框架。

第2章，国内外研究现状。主要从医疗服务急诊量预测、医疗服务系统调度优化、医技调度优化、供应链多主体决策优化等方面展开文献综述。

第3章，医疗服务资源调度案例分析。通过获取某医院放射科信息管理系统（Radiology Information System，RIS）中CT预约检查数据和调研相关数据资料，分别运用方差齐性检验、独立样本 t 检验、Kolmogorov-Smirnov检验等对患者的到达规律、服务时间及检查预约情况进行分析。

第4章，医疗服务急诊量预测研究。针对CT日急诊量预测问题，选取了多种线性与非线性模型来预测急诊量，对不同类型急诊量的最优预测模型及影响因素差异进行了分析。

第5章，相同优先级患者的医疗服务资源调度优化策略研究。当门诊患者从CT1转移至CT2时，根据CT2的队列特征构建了 $M/H_2/1$ 排队模型。通过对期望收益、服务成本、转移成本、患者等待成本及设备空闲成本进行刻画进而构建各个主体方的目标函数。在分散决策模式下，两设备管理方以各自期望收益最大化为目标，双方通过互动博弈的方式确定最优的转移量和转移成本。通过对目标函数性质的理论推导，证明了最优解的存在性及唯一性。探讨在特殊情况下，双方在多次博弈后能够收敛到最优解的条件。在集中决策模式下，医院将两个业务单元的需求进行联动调度以实现医院期望总成本最小化的目标，此时不考虑转移成本。通过灵敏度分析和数值算例分析研究了模型参数对均衡策略和三方目标函数最优值的影响。

第6章，不同优先级患者的医疗服务资源调度优化策略研究。当住院患者优先级高于门诊患者时，门诊患者从CT1转移至CT2后，此时CT2为优先级队列。首先，基于排队论计算相应指标，构建了三方目标函数。其次，分别在分散决策和集中决策模式下进行具体分析，通过博弈方式确定最优均衡策略，研究均衡策略存在的条件。最后，运用灵敏度分析和数值算例分析对模型的可靠性进行了验证。

第7章，考虑患者双向转移的医疗服务资源调度优化策略研究。运用排队论模型对稳态下两个队列的患者等待成本和设备空闲成本进行计算，刻画三方的目标函数。接着进行模型性质的分析，探讨最优均衡策略的存在性及唯一性，识别模型参数对均衡策略和三方目标函数最优值的影响关系，并运用数值算例分析进行验证。

　　第 8 章，总结与展望。总结全书的内容，并针对我国医疗服务体系的问题和特点提出未来研究方向。

2　国内外研究现状

　　本书以医疗服务资源为研究对象，在需求管理的框架下探讨需求预测和需求调度问题，文献综述框架如图 2.1 所示。首先针对医疗服务急诊量预测相关研究进行综述；其次对医疗服务系统调度优化现状进行综述，从宏观视角展开分析，进而聚焦于医技调度优化研究现状。传统医疗服务系统预约调度优化多从单一主体角度进行研究，如考虑收益最大化或者成本最小化，由于本书借鉴了供应链领域分散决策与集中决策模式下多主体决策优化的研究框架，因此最后对供应链多主体决策优化相关研究进行了综述。

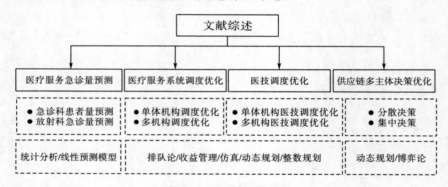

图 2.1　文献综述框架

2.1　医疗服务急诊量预测研究现状

　　近年来，医疗服务急诊量预测问题备受关注。由于急诊患者病情紧急，如果未能科学有效预测，将造成患者病情恶化、治疗成本上升、加剧医患矛盾等后果，因此一直以来医疗服务急诊量预测也是学术界的热点问题。

　　目前的研究多针对某个时间单元（日、小时）的急诊科的急诊量进行预测，采用建立单个或多个模型，采用模型对比方式选取最优模型进行预测。如 Jones 等（2008）收集了 3 家不同医院的每日急诊患者到达量的数据，采用季节性差分整合移动平均自回归模型（SARIMA）、时间序列回归、指数平滑、人工神经网络模型进行预测。研究发现，由于回归类模型融合考虑日期因素、特殊日期效应和残差自相关，故能够得到更加准确的结果。此后，Jones 等（2009）又对急诊患者的每小时到达量进行分析，并建立了多元时间序列模型，将该模型与单变量模型进行对比，显示出多元时间序列模型具有更强的预测性能。Wargon 等（2009）指出，目前研究多运用考虑日期因素的回归类模型或时间序列模型进行预测。Izabel 等（2013）同时考虑了日期因素和温度指标，运用广义线性模型（GLM）、广义估计方程（GEE）和 SARIMA 模型对急诊患者量进行了预测。结果显示，前两个模型优于最后一个模型。日期因素对于预测精度具有显著影响，而温度则没有。Aboagye－Sarfo 等（2015）建立了多维向量移动平均自回归（MVARMA）模型对澳大利亚西部一个医院的急诊室需求进行了预测。通过与向量移动平均自回归（VARMA）模型以及温特季节预测方法（Winters）模型的对比分析，显示出该模型能够提供更为精确的预测。此模型比 Jones 等（2009）建立的模型更具有优越性，因为其考虑了移动平均项。

随着时间的推移，机器学习算法逐渐引入并得到应用，取得了较高的预测精度。Barros 等（2021）的研究发现，神经网络模型和支持向量机回归（Support Vector Regression，SVR）优于线性回归和加权移动平均法，具有更高的预测精度。Sudarshan 等（2021）探讨了 3 种机器学习模型［随机森林（Random Forests）、长短时记忆模型（Long Short－Term Memory，LSTM）和卷积神经网络（Convolutional Neural Network，CNN）］在急诊量的短期和长期预测中的效能。Harrou 等（2022）通过对比一系列单模型和组合模型，发现深度信念网络（Deep Belief Network，DBN）的预测效果最优。

现有研究较少关注放射科急诊量预测问题，多运用统计分析或时间序列回归进行建模。Luo 和 Feng（2015）利用 ARIMA 模型对放射科平扫急诊患者到达量进行了按天和按小时的预测。Luo 等（2017b）对放射科门诊、住院和急诊患者的到达规律进行了分析，统计分析结果显示，3 类患者的到达量具有周次、时段效应，进一步发现两类预约患者的不准时情况具有显著差异，急诊患者的到达量符从非齐次泊松分布。

2.2　医疗服务系统调度优化研究现状

国外关于医院资源调度管理的研究极为丰富，Fries 先后于 1976 年、1979 年对已有的医院管理方面的文献进行了统计分析，发现发表的文章总数的增速十分明显（Fries，1976；Fries，1979）。Smith-Daniels 等（1988）认为医疗服务资源可分为设施、人力和设备 3 类，并集中探讨了这些关键资源在配置优化和调度优化方面的研究情况。Rais 和 Viana（2011）对运筹学在医疗管理领域应用的文献进行了综述，指出了现代优化方法的重要贡献，并具体分析了在不同优化问题上，应该采取何种技术方案。同时指出，学术界的关注热点从资源分配和战略规划逐渐扩展到操作层面上，如资源调度和诊疗计划等。Brailsford 和 Vissers（2011）同样对运筹学在医疗管理领域应用的文献进行了综述，其提供了一个三维度（患者—诊所服务、单元—医院运作、区域—国家层面）、九问题的框架。其重点聚焦的九个问题为：服务的必要条件、如何提供服务、预测服务需求、保证资源供给、资源分配、方案设计、设计评价指标、维持绩效、绩效评估。

2.2.1 医院资源调度优化综述性文献

众多学者针对医疗关键服务资源进行了多样性的探讨，并涌现出一系列综述性文献，主要集中于门诊资源和手术资源的调度优化研究（表 2.1）。

表 2.1 医疗关键服务资源调度优化的综述性文献

分类	代表性文献
门诊资源调度优化	Cayirli 和 Veral（2003）、Gupta 和 Denton（2008）、Chandra（2015）、Ahmadi-Javid 等（2017）
手术资源调度优化	Gupta（2007）、Cardoen 等（2010）、May 等（2011）、Guerriero 和 Guido（2011）、王昱等（2018）

2.2.1.1 门诊资源调度优化综述性文献

Cayirli 和 Veral（2003）对过去 50 多年的门诊预约方面的文献进行了系统性梳理，从门诊预约问题的分析框架、评价指标、预约系统设计、研究方法论等 4 个方面进行了详细的分类概述，同时指出了未来的研究方向：①建立以科室特点为导向的最佳预约排程规则；②将更多的现实因素加入模型（如多阶段问题），充分考虑患者行为的多样性（不准时、爽约、急诊），运用实际数据拟合服务时间等；③完善评价指标，加入公平性指标；④对患者特点进行分类，进而制定合理的预约规则；⑤考虑预约系统的易用性对医生行为习惯的影响，进而确定符合现实情况的预约系统。

Gupta 和 Denton（2008）对预约调度在门诊和手术中的应用进行了文献

综述，重点关注了 3 种类型的医疗单元——基础门诊、专家门诊和择期手术，考虑了一些复杂因素，如患者到达过程的随机性、医生服务时间的随机性、双方的行为偏好、动机和相关评价指标。指出了未来研究的挑战：①患者间接等待时间的影响；②患者行为（取消与爽约）的考虑；③患者自身相关的特定资源配置；④患者的行为偏好；⑤考虑激励因素的模型；⑥考虑诸多限制条件下的调度问题；⑦医疗健康服务系统的设计；⑧完善培训机制。

Chandra（2015）将研究重点聚焦于门诊患者的等待时间。其指出，排队论、仿真、六西格玛、流程管理等技术方法能够显著减少患者的等待时间。同时，医院应该推行电子病历、信息系统等方式，以更快、更好地为患者提供服务。

Ahmadi-Javid 等（2017）对门诊预约优化问题进行了详细的综述，将现有研究问题归纳为一个三层次的框架，即战略层、战术层、运作层。并从问题界定、环境因素、研究方法、解决手段 4 个视角对现有文献进行了分析，指出了未来的研究方向。

2.2.1.2　手术资源调度优化综述性文献

Gupta（2007）明确了手术资源优化建模方面的 3 个问题：①医院应该如何给各个科室分配手术时间，尤其是在产能扩大时；②择期手术的预约问题；③除了一些特定的限制，最佳的手术顺序是怎样的。

Cardoen 等（2010）主要从患者特征、绩效评价指标、决策划分、方法论、不确定性（患者到达时间和服务时间）、研究结果可用性 6 个方面进行了探讨。

May 等（2011）则提供了一个基于时间的框架，包括容量计划、服务流程再造/重新设计、外科手术服务组合、服务时间估计、进度安排和计划的执行、监督、控制等内容。

Guerriero 和 Guido（2011）综述了采用运筹学方法（如优化技术和仿真）解决手术计划和调度问题的诸多文献，并指出了今后的研究方向和展望。

王昱等（2018）将手术室调度优化问题总结为：手术室能力分配问题、患者手术计划问题和患者手术排序问题。归纳了当前的主流研究方法，包括仿真、随机规划和鲁棒优化。

2.2.1.3　其他综述性文献

国内学者杜少甫等（2013）聚焦于新兴研究热点——医疗运作管理，对国内外文献进行了分类整理，从需求预测、选址与分配、能力规划、资源调度、患者预约调度、供应链与物流、器官移植与疾病预防 7 个方面进行了综述。

Bhattacharjee 和 Ray（2014）从病人流网络建模和医疗服务系统的绩效指标角度对现有文献进行了综述，并给出了一个总体的研究框架。

Hall（2012）在 *Handbook of Healthcare System Scheduling* 中将研究重点聚焦于患者需求与医疗资源的匹配，总结了一些重要问题，包括容量分配、人员调度、患者预约（急救护理、手术室资源分配、门诊患者调度）、手术室管理、病床管理、健康系统的排队网络、医疗物流供应链、运筹学在家庭健康护理中的应用及医疗健康管理的整体框架。此后，Hall（2013）进一步关注减少患者在获取医疗服务过程中的等待时间，总结出一系列有效的方法。Denton（2013）在 *Handbook of Healthcare Operations Management*：*Methods and Applications* 一书中，将方法与问题进行匹配，为学者提供了一个更为全面的研究视角。

此外，从方法论的角度来看，Hassin 和 Haviv（2003）对排队系统的均衡行为进行了丰富的探讨。Lakshmi 和 Sivakumar（2013）对排队论在医疗行业的管理、实践和应用方面进行了详细的综述。

以上综述性文献和书籍从医疗关键资源的调度优化出发，从问题界定、分析框架、研究方法、决策目标、约束条件、不确定性因素及未来研究方向等多个不同层面进行了广泛而深入的讨论，这对于从宏观上把握医疗关键资源的调度优化研究现状具有重要的意义。

2.2.2 单体机构调度优化研究现状

国外最早的预约调度优化研究起源于 1952 年，Bailey（1952）和 Lindley（1952）都运用排队论研究了医院的门诊服务预约系统。此后，Magerlain 和 Martin（1978）将手术调度分成预先调度（Advance Scheduling）和分配调度（Allocation Scheduling）。根据他们的定义，预先调度指服务日之前，参考医生及设备的产能情况，对一个个随机到达的患者需求分配具体的预约日期；分配调度指的是在服务日当天，为患者指定具体的手术室和开始时间。无论是采用预先调度还是分配调度，都存在患者的就诊延迟问题。Gupta 和 Denton（2008）进行了界定，将患者的就诊延迟归纳为间接等待时间（患者请求预约的时间与预约时间之差）和直接等待时间（患者的预约时间和实际服务开始时间之差），这种界定方式沿用至今。

Truong（2015）指出，预先调度是指患者在进行预约时就被分配了将来服务的具体时刻；而分配调度是指存在一个患者的等待序列，患者在预约日被通知。预先调度和分配调度都属于动态跨天调度。而很多预约调度相关的文章关注具体到某一天的预约次序和时间点（当天预约调度），因此较多关注直接等待时间，间接等待时间被忽略。本书后续按照 Truong（2015）的分类展开研究（图 2.2），首先综述两种动态跨天调度的研究，其次综述当天预约调度的研究。

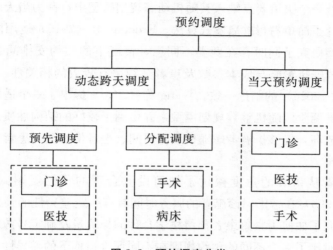

图 2.2　预约调度分类

2.2.2.1　预先调度研究现状

预先调度的文献多聚焦于门诊的预约调度问题。

当同时存在两种不同等级的患者时，已有研究多通过马尔科夫决策过程、排队论等方法进行建模，从而得到预约日的急诊患者预留容量。Gupta 和 Wang（2008）研究了考虑患者偏好（医生、时段）的号源分配问题，其中号源包括提前预约号源和当天的号源。他们建立了马尔科夫决策模型，细致分析了在不同医生数量情况下的最优的预约分配策略。Dobson 等（2011）固定了每天可预约的普通患者量，将两个服务质量指标（未在工作时间处理的平均急诊患者量和普通患者的平均队长）表示成急诊预留量的函数。数值算例表明，当系统均衡时，最优策略与模型参数、两类患者到达次序相关；而当系统过载时，患者到达次序对最优预留量没有影响。Patrick（2012）研究了在患者存在爽约情况下的号源分配策略，通过建立马尔科夫决策过程，并运用仿真的方法进行求解，表明开放短期的预约窗比开放式预约更为有效。Koeleman 和 Koole（2012）探讨了急诊患者量在服从非平稳泊松过程情况下的预约调度问题，他们的研究表明急诊的预留位置应该在每个时段的末端。

进一步地，现有研究多运用随机动态规划模型建模得到最优排序和调度策略。Chen 和 Robinson（2014）研究了在两类患者存在情况下的最优排序和调度策略。他们发现，最优排序方案与一些参数具有较强的相关性，如服务时间波动性、患者等待成本和医生加班成本等。并且，两类患者所占比例也具有较大的影响性。Balasubramanian 等（2014）进一步将患者与其家庭医生的匹配程度作为另外一个决策要点纳入其随机动态规划模型中，并为当天患者需求的分配策略设计了简单易行的启发式算法。Erdogan 等（2015）运用两阶段随机整数规划模型研究了同时存在两类不同患者情况下的预约安排问题。研究表明，最优在线安排策略与成本参数及患者爽约率有较大的相关性。这与 Chen 和 Robinson（2014）的结论一致。Wang 等（2020）提出了一个适用于考虑随机到达患者的两阶段随机整数规划模型，并得到了较好的结构性质。该模型框架的适用性较高，能够扩展考虑随机服务时间、患者偏好及与患者个体或时间相关的爽约率。

也有学者从仿真的角度探讨了如何设置合理的预约规则。Klassen 和 Rohleder（1996）在考虑门诊患者的服务时间具有一定差异性的情况下，采用仿真技术研究了如何为紧急患者预留科学合理的号源量及确定号源的位置这一议题。他们对比了多个不同的预约规则在不同评价指标下的差异性，为了更加贴合实际，Rohleder 和 Klassen（2000）对门诊患者的服务时长进行了假设，令其服从某种分布，最后对不同的预约规则进行了比较。考虑到预约的周期性，Rohleder 和 Klassen（2002）分析了一定时期内滚动条件下的门诊号源分配问题。Klassen 和 Rohleder（2004）又进一步研究了多个时期内的紧急患者号源预留问题。

此外，一些文章针对患者爽约行为相关问题进行了特定研究，包括如何制定超订策略（Muthuraman、Lawley，2008）、爽约异质性的影响（Zeng et al.，2010）、一般服务时间（Chakraborty et al.，2010）、服务准则约束（Turkcan et al.，2011）、已占用 Slot 的影响（Chakraborty et al.，2013）、考虑服务日相关的爽约率（Samorani、Laganga，2015）、当日患者的接收条件与接收量（Qu et al.，2015）、爽约和患者异质性对于预约的影响（Lee et al.，2018）、爽约与不准时的交互作用（Deceuninck et al.，2018）等。

预约提前期决定了将来的最长预约时间，它能显著影响爽约率，进而影响服务效率。Liu（2016）聚焦于预约提前期对于运营效率的影响，并指出了预约提前期的长短在运营层面上的启示。此后，Luo 等（2017c）针对中国大型综合公立医院的门诊预约提前期的相关议题展开讨论，并重点分析患者对就诊延迟的敏感性。

2.2.2.2 分配调度研究现状

分配调度是指存在一个患者的等待序列，将新来的需求加入等待序列的末端，每个期初决策可接受的患者总量。分配调度的文献常见于手术调度和患者入院的病床产能分配问题。

1. 手术调度

Gerchak 等（1996）研究了急诊手术和择期手术的需求与服务时间双重随机的情况下的手术量分配问题。他们假定择期手术时长独立同分布，将此问题刻画为一个收益最大化问题，通过建立随机动态规划模型，证明了最优策略的存在性，且最优策略并不一定是临界值形式。

Min 和 Yih（2010a）、Ayvaz 和 Huh（2010）在此基础上，将患者类型从两个扩展到多个。Min 和 Yih（2010a）在对模型的结构性质进行证明后，运用值迭代的方法求出了上下界，并指出了考虑患者优先级对于手术调度的重要性。Ayvaz 和 Huh（2010）认为医疗行业的问题与库存管理问题存在显著区别，医疗行业是一个同时存在患者"丢失"和"积压"的系统。在此情境下，首先研究了两种类型患者的手术量安排问题，并证明了最优策略的性质。其次对问题进行了 4 个方面的扩展：择期手术患者可以在当期接受服务；产能随机，且随时间变动；择期手术患者可拒绝接受服务；多种类型患者。

Min 和 Yih（2014）在其 2010 年文献的基础上进行研究，认为患者的优先级不仅与初始紧急程度相关，还与等待时间相关。他们将问题刻画成一个无限的马尔科夫决策过程，提出了基于抽样的有限时间近似最优策略的启发式算法进行求解。

此外，有学者运用混合整数规划算法对手术排程进行了探讨，并结合不同算法进行求解。例如，Gartner 和 Kolisch（2014）等研究了静态和滚动排程下择期手术患者的安排问题，以边际贡献最大化为目标。

Wang 和 Truong（2018）运用在线算法和竞争比分析对多优先级患者的分配策略进行了探讨。在他们的研究框架中，先假定患者不存在取消行为，随后将问题扩展到患者带有取消行为。他们的理论分析方法提供了新的视角。

2. 病床产能分配

关于患者入院的床位分配问题的研究，最为经典的是 Young（1962），他首次提出可以运用排队论的方法解决患者入院问题。

也有学者开发了决策支持系统帮助管理者对患者入院进行合理的规划

（McClean、Millard，1995；Mackay，2001）。Dantzig（1969）是第一个将线性规划模型引入患者入院问题中的研究者，并考虑了多种惩罚成本。Ruth（1981）运用混合整数规划算法来平衡医院供需匹配问题。Helm 等（2014）建立了静态优化模型用于研究急诊患者入院的周安排计划。

考虑到排队论、线性规划等方法对模型的假设有诸多限制，一些学者考虑采用动态规划的方法来刻画非平稳状态下患者的到达过程。Huh 等（2013）考虑了在动态和非平稳的环境下，给定多种资源约束下的择期手术患者和急诊手术患者的床位分配问题。在此问题中，需求和资源可用性的信息持续更新，患者可以离开等待序列，证明了急诊的预留量随着等待序列上择期患者数量的增加而递减，但最优策略难以精确计算，故通过设计有限策略求出了每个阶段最优策略的上下界，并通过数值实验说明了界的有效性。

2.2.2.3 当天预约调度研究现状

对于服务日当天的预约调度，主要关注指标为直接等待时间，即患者获得服务的时间和预约时间的差值。这个指标对于患者的满意度有重要影响。关于当天预约调度的研究，学者多聚焦于当存在急诊患者随机到达且需要服务时，如何设计动态的患者准入规则；或者将预约规则设置为外生变量，重点探讨如何为门诊患者设置排序和调度策略，如何为手术患者进行排程，以减少患者等待的时间、医生的空闲时间和加班时间。

1. 门诊当天预约调度

Wang（1999）研究了考虑顾客容量为 N 的单服务台系统的排序和排程问题，通过最优化顾客的服务顺序（即排序）和患者的间隔到达时间（即排程）来均衡预期顾客流和预期系统完成时间。

Denton 和 Gupta（2003）研究了单服务台上的预约分配问题。在综合考虑医生的期望加班时间和期望空闲时间及患者的期望等待时间的最小化目标下，建立了一个两阶段的随机线性规划模型进行分析，并设计了近似算法进行求解。

Kaandorp 和 Koole（2007）考虑患者具有相同爽约率和患者准时到达的预约调度问题，综合了医生的空闲及迟到时间、患者等待时间等因素，并建立了收益最大化的目标函数。最后，提供了一种局部最优算法，使得该调度策略能够收敛到最优。

Hassin 和 Mendel（2008）讨论了两种不同的预约方案：一般化的模型和间距相同的模型。前者主要分析了患者的爽约对调度策略、顾客等待时间、目标函数值及顾客损失的影响，并量化了患者爽约的成本及对顾客等待时间的影响。在后者的安排策略中，主要分析了该策略与爽约率之间的关系。

Luo等（2012）考虑了患者爽约和急诊患者到来导致的服务中断情况下的最优预约调度策略，为使患者的等待时间和服务效率之间达到均衡，他们通过采用Laplace变换和积分因子两种方法评估目标函数。结果表明，未考虑急诊的预约策略效果较差；当急诊到达率为常数时，等长预约时间的划分效果更好，但是当急诊到达率与时间相关时，这种方法的效果就会明显变差。

也有学者从实证角度对预约系统中患者偏好及选择行为进行了描述和探讨，如Liu等（2018）。他们的研究表明，患者的偏好具有较强的异质性，这与患者的个体因素相关。同时，在短期等待过程中，患者等待成本是一个凸函数；而在长期等待过程中，男性的等待成本依然为凸函数，女性则对超出一定范围之后的等待不敏感，由此识别了性别效应。

2. 手术当天预约调度

Denton等（2007）提出了一种随机优化模型，并设计了启发式算法来设置手术室的排程问题。他们同时关注了手术排序和手术开始时间的交互影响。最后，提出了一个根据手术时长方差设置的排序规则，这一规则能够显著减少总体的等待时间、空闲时间和超时时间。

Cardoen等（2009）研究了日间护理环境中的手术排序问题。他们运用精确的分支定价策略来求解多目标方程。

Roland等（2010）对手术的计划和调度问题进行了综合性讨论，并设计了以遗传算法为基础的启发式算法来解决这类计算复杂度较高的问题。

Chow等（2011）综合运用混合整数规划算法和蒙特卡洛模拟法建立了一套可行度较高的手术安排计划，以减少手术等待时间且降低手术取消率。

Marques等（2012）探讨了择期手术的安排问题。他们运用整数线性规划算法对一周内的择期手术进行排程，再运用历史数据验证了所提方案的可靠性。

王建军等（2021）针对不同科室的患者与手术室资源不匹配导致手术室空闲或堵塞的问题，从术后手术资源共享的角度构建了资源共享模式下的手术调度模型，以最大化利用闲置资源并满足患者手术需求。

2.2.2.4　联动调度研究现状

除了针对单一业务单元内部的预约调度优化，也有学者从部门联动的视角，探讨了多个业务单元之间的联动调度优化问题，并考虑了多资源约束下的多阶段产能分配问题，如手术和术后恢复、急诊和病房等两阶段的联动排程。Marynissen 和 Demeulemeester（2018）对患者的动态多阶段预约调度的研究现状展开综述，从科室、病人流、资源、目标函数、优化方法等多个角度进行了探讨。

Min 和 Yih（2010b）采用随机优化和样本均值近似的方法考虑了多重不确定性条件下的最优手术安排策略，其中手术服务时间、下游 ICU（重症加强护理病房）或病床资源等因素具有不确定性。Fügener 等（2014）研究了类似的问题。他们将患者对下游资源的需求分布函数进行了精确刻画，同时提出了一些启发式算法以降低患者在术后的总成本。

Lin 等（2014）刻画了两个连接队列——患者进入急诊室及转至病房的过程。运用排队论对患者等待时间进行计算，并利用与优先级相关的等待时间，他们评估了急诊室和病房资源的数量。

Barz 和 Rajaram（2015）研究了同时存在急诊和择期患者情况下的择期患者入院安排策略。与以往研究不同的是，他们考虑了患者需要多种资源的情形。

Luo 等（2015）将门诊预约和服务刻画成串联队列，分别考虑有无队长限制的预约系统，同时考虑了与等待时间相关的患者爽约概率。针对服务时间在非指数分布条件下，为长期平均等待时间的刻画设计了有效的近似算法。

Shi 等（2016）研究了急诊科患者入院等待时间过长的问题。他们建立了一个随机网络模型来刻画患者入院的操作实践过程，这个模型充分考虑了现实中的各个因素，如两维度的服务时间模型、多服务池的溢出机制、患者入院过程中的操作延迟。通过仿真研究发现，这个模型能够以小时为单位捕捉患者动态流动过程，且能够评估操作策略对每日不同时刻的等待时间的影响。此研究所提的策略能够显著减少那些早上要求入院的患者的等待时间。

Samiedaluie 等（2017）对神经内科病房的患者入院问题进行了探讨，他们将急诊和神经内科病房进行联动排程。运用无限周期动态规划模型来刻画平均成本，并设计了有效近似算法来解决大规模问题。

Rath 等（2017）考虑了外科手术中多类并行资源（麻醉师和手术室）的联动调度问题，通过建立两阶段混合整数随机动态规划模型以实现最小化每日期望资源利用率和加班成本的目标。

Liu 等（2019）考虑了患者手术和院内术后恢复两阶段的优化问题，通过建立整合多个部门资源利用信息的动态跨天调度模型并求解。研究表明，最优患者入院量与系统状态和下游容量成正相关。数值算例表明，此模型具有很大的价值，与单一部门容量分配模型相比，能够显著降低成本。

2.2.3 多机构之间的调度优化研究现状

多机构之间的调度优化主要指在一个医疗服务系统中，患者或资源在不同医疗机构之间的调度优化问题。目前，研究多聚焦于多医疗服务机构之间的资源分配调度或患者转移优化问题。

Chao 等（2003）对医疗系统中有多个服务点的资源分配调度问题进行了研究，假定患者能够在各个服务点之间转移，他们通过对患者转移过程的描述进而刻画了需求模型，然后运用排队论对相关指标进行求解，提出了具体的资源分配模型，并指出了最优的资源分配方案具有"一大多小"的结构。

Liu 等（2015b）对医疗系统中的双向转诊模型进行了刻画，该研究中医疗系统包括一个城市医院和一个社区医院。当两个医院是从属关系时，他们对最优的转诊策略进行了研究。此外，还引入了两种合同（通过成本分担的按服务付费及按绩效付费），并对其有效性进行了分析。Song 和 Wen（2015）对患者选择医疗机构的静态和动态因素的影响进行了研究，并利用有限信息的非合作博弈模型进行刻画，将模型的均衡解视作患者选择的最佳预测。为缓解大医院的拥堵程度，作者提出了两种激励措施，并分析了其在影响患者选择行为中的作用。Li 等（2017）探讨了中国分级诊疗系统中的患者康复下转问题。在考虑患者逆向转移策略的前提下，建立排队论模型获取相关指标，构建了两个医院的不同目标，并分析了其目标最优的条件，以及医院参与联盟的意愿性，最后评估了联盟机制的有效性。

2.3 医技调度优化研究现状

2.3.1 单体机构医技调度优化研究现状

2.3.1.1 预先调度

医技预约调度大部分文献聚焦于 CT 和核磁共振成像（Magnetic Resonance Imaging，MRI）在多种类型患者之间的预约分配策略研究。

Patrick 等（2008）探讨了单台医疗检查设备在多种优先级的患者之间的预先排程问题。其假定住院患者的需求在初期能够完全观测且具有较高的优先级，门诊患者的需求在一天中随机发生。他们运用马尔科夫决策过程模型刻画了患者的调度过程，并将患者的等待成本刻画为等待时间的复杂函数，以成本最小化为目标，利用近似动态规划模型求解得到最优策略，以实现动态地将产能分配给各类患者。Sauré 等（2012）以此模型为基础，考虑了多等级预约需求和多类服务时间情况下的问题，此模型允许将部分预约需求安排在加班时间。Schütz 和 Kolisch（2012）研究了放射科多优先级患者的预约调度问题。在患者存在爽约和取消预约的情况下，他们首先构建了连续时间的马尔科夫决策模型，然后运用近似动态规划模型进行简化，最终确定了最优的预约分配策略。针对类似的问题，Schütz 和 Kolisch（2013）借鉴收益管理的思想，通过建立离散时间马尔科夫决策过程模型，利用迭代随机动态规划方法得到最优解，并提出了 4 种启发式算法。结果表明，嵌套预约限制策略与最优解十分接近，故推荐将其应用于实践。

也有学者运用整数规划的方法研究了放射治疗过程中的预约问题，既考虑了患者的优先级特征，又考虑了等待时间的约束（Conforti et al.，2008；Conforti et al.，2010；Conforti et al.，2011）。

Xie 等（2021）探讨了 CT 设备产能在 3 种类型患者之间的预约分配问题。其中，门诊患者和住院患者需要提前预约，急诊患者随机到达。他们通过建立动态规划模型，对模型的结构性质进行证明，完整刻画了最优的急诊预留策略。另外，还从"后视"和 3 个独立的报童模型得出了最优策略的上下界。

Geng 等（2011）、Geng 和 Xie（2012）、Geng 等（2013）均研究了将 MRI 检查预留给特定类型的患者，通过构建平均成本最小化的马尔可夫决策过程模型以实现患者等待时间、未使用的签约时段及取消预约时段最小的目标。数值算例表明，前两期取消签约时段能够大幅改善预留策略效果。

Truong（2015）研究了 MRI 检查能力在两类患者之间的预约分配问题。该研究从理论分析的视角丰富了预先排程的研究。其包括以下 5 个方面的特征：患者希望尽快预约以接受检查；多类型资源；患者的需求和多类型资源的产能都是随机的；患者的服务时间是随机的；普通患者需要提前预约，紧急患者不需要预约且在到达当天接受服务。此研究在患者等待时间的刻画上较 Patrick 等（2008）更为简化。他们建立了动态规划模型，但由于状态和决策空间的多维性及可行域没有"格"的结构，不能推导出较好的单调特性，转而研究了相似的分配排程问题。当对分配排程的最优策略进行证明之后，进而研究了非承诺预先排程（Non-Committal Advance Scheduling），介绍了连续精炼的思想，由此解决了预先排程的问题。

Zhou 等（2017）考虑了大型综合医院多台 MRI 上不同类型患者的产能分

配问题，在考虑医院收益最大化目标的前提下，还将公平性（准入公平性：每类患者接收比例。服务公平性：每类患者在规定时间内完成检查的概率低于给定概率）作为约束条件。他们进一步将门诊和住院患者按照社保有无划分为两类。该研究提出了一个非线性整数规划模型刻画了此问题，并运用M/D/n排队模型将公平性约束条件进行近似求解。

考虑到排队论、动态规划等方法的复杂性，也有学者从仿真的角度对医技检查的预约规则、服务流程等进行了分析。Walter（1973）运用仿真技术系统性地研究了医院规模的大小、预约患者所占比例、不同类型患者到达相似性、不同类型患者服务时间的波动性等因素对预约规则的影响。Ramakrishnan等（2004）利用模拟仿真技术对比了不同工作流程对患者进行CT检查的等待时间和服务效率的综合影响。Sickinger和Kolisch（2009）建立仿真模型研究了在考虑住院和急诊患者需求不同的情况下，对门诊患者运用Baily-Welch规则进行调度安排。其研究结果表明，此规则能够取得较好的效果。Huang和Marcak（2013）提出了运用决策树和最小加权变异系数的算法对放射科患者进行重新分类，以此为基础确定患者的服务时间，重新设计考虑患者特征的放射科预约调度策略。Bhattacharjee和Ray（2016）考虑了同时存在4类患者[需要预约的门诊和住院患者（服务时间、准时性及爽约率均不同）、当天到达的急诊患者和临时到达患者]情况下的最优预约策略。Luo等（2018）以四川大学华西医院放射科为研究对象，结合急诊患者的到达规律，运用SIMIO进行离散事件仿真，设计不定检查量/固定时间间隔的预约规则，通过比较不同预约规则的优劣，选出CT的最优预约策略。结果表明，建立需求与能力匹配的预约规则可以在不降低资源利用率的情况下有效缩短患者检查延迟时间，合理的急诊容量预留可以进一步提高预约的准确性，提高其就诊体验满意度。

2.3.1.2 当天预约调度

Green等（2006）考虑了单台MRI在不同类型患者之间的服务动态分配问题，其服务的患者包括提前预约的门诊患者、随机到达的住院患者和需要立即检查的急诊患者。该研究旨在为门诊患者设计预约调度规则和患者动态准入规则，以收益最大化为目标，将患者就诊服务刻画为有限动态规划模型，寻求最优的分配策略。Patrick和Puterman（2007）考察了CT设备在高优先级的住院患者和低优先级的门诊患者之间的分配问题。他们假定低优先级的门诊患者能够随时用来补充空闲的预约间隔，随后建立了优化模型找出了最优的预约策略。通过与静态的预约分配策略进行对比，证明了该研究所提到的预约分配策略的优越性，并能够大幅降低门诊患者的等待时间。在上述研究的基础上，不同学者进行了扩展性研究。Kolisch 和 Sickinger（2008）研究了服务日当天多类型患者在两台 CT 设备上的分配问题。他们考虑了每个时段的门诊预约量可能超过可用的设备台数的情形，评估了不同成本参数和到达概率下的各种预约规则。Gocgun 等（2011）研究了服务日当天一台和两台 CT 设备的患者调度决策问题。他们首先运用马尔科夫决策过程原理构建模型，并运用仿真的方法对最优策略进行了分析。在两台设备的情况下，他们指出当某类患者的等待队列超过一定长度时会优先安排此类患者检查。针对不同等级设备（CT、MRI）的患者实时调度问题，秦春蓉（2014）、吴晓丹等（2017）分别利用随机动态规划和仿真技术确定了最优的实时调度规则。

2.3.2　多机构医技调度优化研究现状

针对医技资源在多机构之间的调度优化问题的现有研究较少。

赵箐（2015）研究了当不同级别医院之间的 MRI 服务效率存在显著差异性时，通过构建多院间共享模型，得到最优的患者预约调度策略。Chen 等（2016）运用仿真优化的方法，研究了两家医院之间 MRI 服务的患者转移机制。其中，MRI 服务 4 种不同优先级的患者，但该研究只考虑了最低优先级的门诊患者的转移策略，其目标是最小化患者等待时间和最大化医院收益。此后，Chen 和 Lin（2017）进一步研究了此问题，并通过系统仿真建立模型，开发仿真优化模型，利用粒子群优化算法设计患者转移机制的启发式算法，达到缩短患者等待时间的目的。

2.4　供应链多主体决策优化研究现状

医疗作为一种特殊的服务，也属于服务供应链的范畴（Wang et al.，2015）。目前，已有学者对医疗供应链展开系统性研究，如 Vries 和 Huijsman（2011）以及 Dobrzykowski 等（2014）对将供应链管理的理论方法与研究思路运用于医疗服务行业的文章进行分析，并提供了系统性的分析框架。也有学者研究了特定的灾害供应链情境下的医疗运作管理（Syahrir et al.，2015）和医疗供应链的可持续发展（Hussain et al.，2018）。因此，医疗领域的相关议题也可以借鉴服务供应链及一般供应链领域的多主体决策优化思路框架进行分析。

2.4.1 服务供应链领域中多主体决策优化研究

在供应链领域，现有研究多从多主体分散决策的视角，研究多主体之间通过价格、服务速度或其他因素之间的竞争为顾客提供服务，从而获取最优收益。

Ha 等（2003）研究了竞争环境下两个供应商向顾客提供产品的过程。他们运用两个三阶段非合作博弈模型刻画价格和配送频率的问题，将配送频率（即在时间竞争问题中的配送速度）识别为获取竞争优势的重要来源，顾客与供应商分别在配送竞争和价格竞争的环境下获取更好的收益。

Chen 和 Frank（2004）考虑了单个企业的垄断定价问题，当顾客平均排队长度增加时，企业可能会短期降价或者不降价。但长期来看，企业采取的措施为：增加产能，提高价格。当顾客的偏好为线性时，均衡解是有效率的；但当顾家的偏好变为非线性时，均衡解非社会效率最优。随后，Chen 和 Wan（2005）考虑了两家 MTO 企业向市场上的潜在消费者提供服务情况下的产能和价格决策问题，并刻画了竞争情况下的纳什均衡策略。

Feng 和 Xiao（2006）探讨了易逝性产品的价格和产能分配的联合调度问题，并提供了一个完整的理论分析框架。假定供应商以不同的价格向不同细分市场销售同一产品，在整个销售季节，供应商面临的决策是向哪类顾客提供服务，以及相应的价格策略。他们运用收益管理的理论方法对该产品的定价和分配策略进行了研究。

Allon 和 Federgruen（2007）探讨了当市场中存在多个竞争性服务机构时，他们在价格、等待时间标准及其他竞争属性上具有较大的差异性。竞争类型及均衡解的特征与他们的战略价值相关。该研究用 M/M/1 队列对每个服务机构的服务过程进行刻画。此后，Allon 和 Federgruen（2008）又将队列形式扩展成一般的 G/GI/s 排队模型，并用开放式 Jackson 网络对多阶段服务过程进行刻画。

Allon 和 Federgruen（2009）探讨了服务行业竞争化的互动问题，当企业需要满足多个等级顾客或多个细分市场时，通过增加共享产能能够显著改善收益（即受益于 Pooling 效应）。根据服务的价格、延迟时间敏感性可对顾客进行分类，在这种条件下，企业需要决定全体顾客等级的产品价格、等待时间标准、优先级规则。该研究对比价格竞争、等待时间标准、价格与等待时间标准 3 种竞争。最后在给定需求条件下，对纳什均衡解进行了刻画，并系统性地比较了企业为每个细分市场提供不同服务过程的纳什均衡情况。

Li 等（2012）研究了两个供应商分别有自己的服务队列。顾客到达后，其自由选择服务队列，并在服务开始之前能够切换到其他队列中。顾客切换队列的条件是最大化效用函数，该效用函数是关于价格和队列长度的函数。通过对队长稳态分布进行刻画，他们建立了一个两阶段的博弈模型，首先两个供应商同时选择服务速率，其次同时定价。研究结果表明，相较于竞争者，任何一方无法同时达到高速服务和低廉价格的目的。当顾客首选队长因素时（即价格重要性降低），或者两方需要承担产能建设成本时，他们就不会陷入价格竞争。当价格的重要性较高且服务成本具有显著差异时，他们将采取替代性竞争工具：低成本的企业提高服务效率，而高成本的企业降低价格。与已有研究相比，当供应商降低服务速率时，减少价格竞争可获取高额收益；而当顾客等待时间过长时，他们无法判断应提供何种服务速率。顾客的切换行为也会降低其服务投资，进而延长停留时间。

2.4.2　一般供应链领域中多主体决策优化研究

在一般供应链领域，相关研究聚焦于多主体在分散决策或集中决策模式下，在多渠道、多层级之间的产品、价格、库存等方面的决策优化问题。

Zhao（2008）探讨了存在一个供应商和多个零售商的供应链系统中的价格和库存竞争问题。他们运用博弈论模型对纳什均衡解的存在性和唯一性进行分析，研究了供应商如何制定服务协同机制以达到最优效果，并分析了回购合同在价格和库存两种竞争条件下的不同作用机制。

Yao 等（2008）考虑了一个生产商和两个竞争零售商的供应链系统，通过生产商建立收益共享合约来实现服务协同机制的建立。通过刻画三者之间的动态博弈过程，能够算出纳什均衡条件下的价格和订货量。运用报童模型和算例结果显示，收益共享合约的建立优于单纯的价格合同。

Zhang 等（2014）研究了含有一个供应商和一个零售商的双边垄断环境下的供应链系统。在消费者参考价格效应下，两方根据自身利益最大化来制定自己的定价策略。首先通过刻画确定性均衡价格，进而分析均衡价格及各种影响参考价格效应的因素对利润的敏感性。结果表明，无论是集中决策模式还是分散决策模式，都应对消费者设置较高的初始参考价格，这样其对参考价格更为敏感且对产品忠诚度会更高。

Hsieh 等（2014）考虑了存在多个制造商和一个零售商的系统，每个厂商生产不同的替代性产品并销售给零售商。一部分制造商有两个销售渠道（直销和零售商渠道），其他的只有零售商渠道。在分散决策和集中决策两种模式下，刻画了成员的价格和数量的均衡决策，并探讨了渠道结构和参数对决策和绩效的影响。最后探讨了在分散决策模式下建立服务协同机制的条件。

Chakraborty 等（2015）探讨了两个生产商和一个零售商的供应链系统。零售商销售两种竞争性产品，且两种产品具有一定程度的替代性。当需求为线性随机时，通过建立报童模型来求解均衡价格和数量，并运用非合作博弈模型刻画成员之间的关系。研究了竞争模式下的批发价格效应，以及合作模式下的收益共享合约。Liu 等（2015a）探讨了与 Chakraborty 等（2015）构建的类似的系统，检验了成本共享机制的有效性。

Guo 和 Wu（2018）对两个竞争的企业在事前签订和事后签订产能共享合同的最优策略和盈利能力进行了研究。结果表明，在两个企业具有对称产能的情况下，承诺过高的产能共享价格不一定能提升企业的收益。产能共享在两种合同方式下都能降低价格竞争，但最优的产能转移价格和均衡利润并不受买方忠诚度的单调影响。与事后签订合同的情况相比，事前签订合同的最优结果对市场参数的变化更敏感，因此，当产能较低或买方忠诚度较高时，事前签订合同是最好的选择。在两个企业产能不对称的情况下，产能共享可能会加剧均衡竞争，并给企业的盈利带来损害。

Qi 等（2018）构建了一个分布式鲁棒 Stackelberg 博弈模型来研究如何使用最少的需求信息和销售价格来设定收益分享契约问题，得出了最优的零售商批发价、零售商订货决策和供应链成员之间的收益共享比例 3 者之间的关系，发现需求和销售价格之间的关联与零售商的订货决策无关，这大大简化了收益共享契约问题的解结构。

2.5 研究述评

综上所述，关于医院内部的关键资源的预约调度、整合配置一直是热点问题，且跨区域、跨科室资源共享逐渐成为解决当前医疗服务资源配置失衡、利用不均等问题的重要手段，相关研究正在兴起，亟待补充。以促进医疗服务的供需匹配为目标，本书立足于需求管理的视角，着重探讨需求预测和需求调度问题。

在需求预测问题上，相较于已有研究，本书的 CT 日急诊量预测相较于已有研究存在以下 3 点区别：

（1）受中国现有医疗体制的影响，我国的门诊量和出院量都受预约规则和出院计划的影响（Luo et al.，2017a；Zhu et al.，2017）。而 CT 的急诊量则是完全随机的，与医院急诊科患者的到达过程规律类似（Boyle et al.，2012；Izabel et al.，2013；Bergs et al.，2013；Ekström et al.，2015），但在构成上存在显著差异，即 CT 的急诊患者有急诊室和住院部两个来源，这两个不同类型的患者群体的到达过程可能存在较大差异，且可能对总急诊量有影响。然而上述问题鲜有文献探讨。

（2）从影响因素来讲，现有病人流研究多运用 ARIMA 建模，为考虑季节效应或周期效应，多加入周次因素，构建季节性 ARIMA（SARIMA）模型等。此外，由于本书预测部分选用的数据包含多个节假日，如劳动节、国庆节、春节等法定节假日和周末，因此也将节假日信息作为一个变量引入模型中（Sun et al.，2009；Xu et al.，2013）。此外，还探讨了不同滞后天数对模型性能的影响。

（3）从研究内容与方法的匹配角度来讲，由于患者到达过程较为复杂，无法判定其呈线性趋势还是非线性趋势。因此，本书综合选取多种线性和非线性模型，对不同类型的急诊量进行预测。

在需求调度问题上，本书聚焦的是医技资源的当天预约调度问题，相较于医院内部其他资源，在设备异质性、患者优先级、服务时间异质性等方面存在较大差异，因而更为复杂，医疗服务资源调度优化问题特点见表 2.2，具体表现在以下 5 个方面：

表 2.2　医疗服务资源调度优化问题特点

研究角度	具体内容
研究内容	分散决策与集中决策模式下不同业务单元的资源调度优化问题，在单向转移情境下，充分考虑了设备异质性、患者优先级、服务时间异质性等因素，拓展至双向转移情境
研究方法	排队论和博弈论的集成分析框架
研究思路	多主体决策分析
决策目标	营利性目标、公平性目标、效率性目标
决策变量	转移成本、转移量

（1）从研究内容来讲，现有研究较多聚焦于不同业务单元（医院、科室或设备）的患者调度问题，患者获取的是同类型或延续性服务（秦春蓉，2014；Liu et al.，2015b；Song、Wen，2015；Chen et al.，2016；Chen、Lin，2017；Li et al.，2017；吴晓丹等，2017；王建军等，2021），较少对患者优先级和服务时间异质性展开研究。

（2）从研究方法来看，本书综合运用了排队论及博弈论的理论基础。尽管这一集成分析框架已应用于服务行业的顾客激励计划（Yang、Debo，2018）、医疗补贴与税收政策（Qian、Zhuang，2017）及医保政策制定（Guo et al.，2018）等相关议题中，但其在医疗服务资源调度优化中的应用还十分有限。本书将现有研究中关于患者转移的应用场景进行扩展，对单向转移和双向转移的不同情境进行了一般化建模，使模型具有更强的普适性。

（3）从研究思路来讲，医疗领域的大多数研究聚焦于单个主体，较少考虑多主体之间的互动关系。本书借鉴供应链领域多主体决策分析的框架，探讨在分散决策和集中决策的不同模式下多主体之间的互动博弈寻优过程。

（4）从决策目标来看，在分散决策模式下，两业务单元各自决策，考虑与Li 等（2017）相同的期望收益最大化目标。在集中决策模式下，由医院将两业务单元联动直接进行患者转移调度，考虑兼顾公平性和效率性的成本最小化目标（Murray、Berwick，2003；Dobson et al.，2011；Bertsimas et al.，2013）。在医疗服务运作管理研究中，患者等待时间作为与患者满意度密切相关的一个指标，其与就医公平性相关，越来越多地为学者所关注；而医生（设备）空闲时间则被视为与医院的效率性目标相关（Cayirli、Veral，2003；Ahmadi－Javid et al.，2017）。Zhou 等（2017）也指出，我国大型综合公立医院既有在不同类型患者之间保持公平性的目标，又有营利性目标。因此，对不同类型患者的就诊服务的管理需要综合考虑营利性和公平性目标。

（5）从决策变量而言，本书考虑了转移成本和转移量两个决策变量。与以往研究相比，成本刻画更为复杂，更贴合医院实际。

3 医疗服务资源调度案例分析

本章以某医院放射科 CT 检查的运作管理实际情况为基础，结合实际调研并对 RIS 中的检查数据进行分析，从供需双方的视角重点分析患者的到达规律、服务时间及现行检查预约情况等，总结了 CT 预约调度的问题。

3.1 患者检查流程分析

某医院的 CT 检查可分为常规普通扫描（平扫）和增强扫描两种。常规普通扫描（平扫）是指不用造影增强或造影的普通扫描，增强扫描是经静脉注入水溶性有机碘剂（如 60％～76％泛影葡胺 60ml）后再进行扫描的方法。通常，增强扫描患者检查前需要先注射对比剂，进行过敏测试，再注射增强剂。因此，能做增强扫描的设备也能做常规普通扫描（平扫），能做平扫的设备不能做增强扫描。由于增强扫描的流程较平扫更为复杂，因而其服务时间更长。

图 3.1 为患者 CT 检查流程图。可以看出，患者 CT 检查可细分为若干环节：①在患者缴费之后，需先去综合服务站进行预约登记。②综合服务站的工作人员根据患者类型及现有安排为患者指定具体的服务时间，预约环节完成。③服务日当天，以平扫为例，患者按预约时间到达对应的检查室，排队等待检查；如果是增强扫描，则需要在护士站注射生理盐水之后才能排队准备检查。当进入检查室后，医生用高压枪注射碘对比剂，进行增强扫描。④检查完成后，按照指定的时间领取报告，就诊流程结束。图 3.2 为普通扫描全过程。

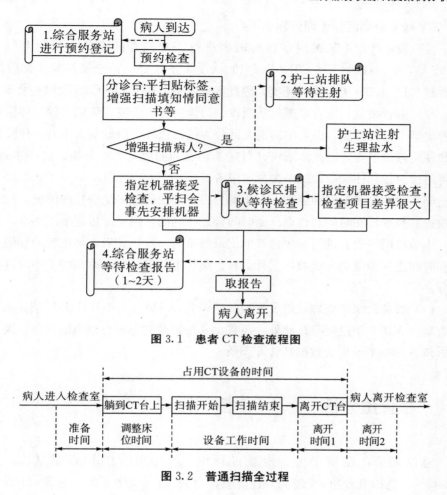

图 3.1　患者 CT 检查流程图

图 3.2　普通扫描全过程

3.2　数据资料来源与预处理

本章数据来源于 RIS 中 CT 检查数据和手工采集的数据。CT 检查数据包含从 2013 年 1 月 1 日至 2014 年 12 月 31 日共计两年的 451734 条数据记录。其包括患者从登记预约到检查完成提取报告的全流程数据，涵盖以下内容：患者来源、检查设备、登记日期和时间、预约日期和时间、检查日期和时间、写报告日期和时间、审报告日期和时间、取报告日期和时间等。通过与现场医护人员进行交流，患者的到达日期时间即为患者的登记日期和时间。此外，服务时间数据来源于 2015 年 4 月 20 日至 2015 年 4 月 24 日手工采集的数据。

CT 检查数据的预处理流程如下：

（1）设备选取：某医院在该时段内进行医疗检查的设备主要为 CT1～CT5、CT 室、移动 CT、CT（分院 1）、CT（分院 2）。由于某医院本部院区主要对 CT1～CT5 进行预约调度，因此本章主要分析 CT1～CT5 的检查数据。

（2）患者来源：患者来源包括门诊、门诊急诊、住院、住院急诊、体检等多种类型。分析可知，患者中的绝大部分为门诊患者、门诊急诊患者、住院患者和住院急诊患者，因此本章仅针对这 4 种类型的患者进行分析。进一步地，可将门诊急诊和住院急诊统一为急诊患者。

（3）预约检查数据预处理：由于部分患者存在检查多个项目的情况，故每个检查的预约日期时间和检查日期时间都是相同的，但是却被记录了多次。因此，本节将同一患者进行多次检查的记录保留为一次。此后，将患者的登记日期和时间进一步细化，提取年、月、日、周次等信息，并将时间按 1 小时进行细分。

（4）服务时间预处理：患者平扫的记录共计 800 条，其中 1 条记录显示患者类型为 VIP，予以删除；此外，还有 126 条记录的患者类型为缺失值，因此最后按患者类型分析的数据共计 673 条。

3.3　检查量分析

总体而言，在整个 CT 检查过程中，门诊患者的检查量最大，达46.05％，急诊患者达 35.83％，住院患者达 18.12％（图 3.3）。按照CT 设备和患者来源划分来看（图 3.4），CT1 和 CT5 的检查量占总体检查量的45.73％和 11.22％，CT2～CT4 的检查量占比分别为 12.30％、15.67％和15.08％。从设备类型来看，由于 CT2～CT4 均为增强设备，但其检查的侧重点不同，另外由于其检查时间较长，故检查量远远小于 CT1。CT5 虽为平扫设备，但由于设备陈旧，且多用于进行患者穿刺，常规检查量也大大低于CT1。在增强扫描患者中，门诊患者占比最高，住院次之，急诊最少；而在普通扫描患者中，急诊患者占比最多，门诊次之，住院最少。因此，从扫描检查量来看，平扫检查量远远高于增强扫描检查量。从患者类型来看，急诊患者在平扫检查中占比较大，这给平扫检查的调度带来了很大的困难和挑战。

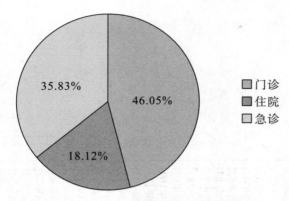

图 3.3 按患者来源划分的 CT 检查量分析

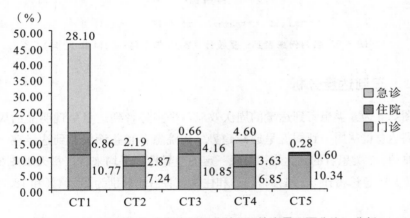

图 3.4 按 CT 设备和患者来源划分的 CT 检查量（百分比）分析

3.4 患者到达量分析

接下来对平扫检查中患者的需求（即不同类型的患者到达规律）进行分析。为了更加精确地获取患者的到达规律，本书删除了节假日的数据及检查时间或报告时间为空的记录数据。

3.4.1 月到达量分析

图 3.5 为各月份患者到达量统计（2013 年 1 月—2014 年 12 月），可看出各月份患者到达量呈现不同的变化趋势。急诊患者到达量远高于非急诊患者到达量，门诊和住院患者到达量呈现波动上升趋势。患者总到达量的趋势与急诊

到达量的趋势类似。

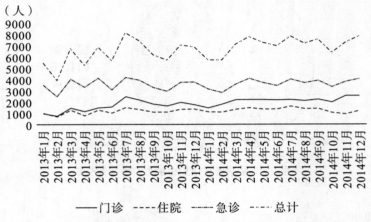

图 3.5　各月份患者到达量统计（2013 年 1 月—2014 年 12 月）

3.4.2　日到达量分析

图 3.6 为 3 类患者到达量的周次效应，平扫患者到达量呈现明显的周次效应。到达总量从周一到周五呈递减趋势。住院患者和急诊患者到达量在一周内略有波动。3 类患者的到达规律呈现一定的差异性。平均来看，每天服务 338 个患者，其中急诊占比 53.74%，门诊和住院患者占比分别为 28.04% 和 18.22%。

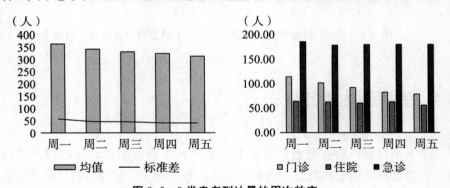

图 3.6　3 类患者到达量的周次效应

接下来采用方差齐性检验、单因素方差分析和多重比较检验来验证周次效应的存在。3 类患者到达的方差齐性检验（按周次）见表 3.1，3 类患者到达量的单因素方差分析结果（按周次）见表 3.2。由两个表可看出，门诊患者和住院患者的周次效应显著。尽管急诊患者的周次到达量的差异没有统计学意义，但其多重比较检验结果显示每日之间存在差异。因此，3 类患者到达量的周次效应得证。

表 3.1　3 类患者到达量的方差齐性检验（按周次）

患者来源	Levene 统计量	自由度 1	自由度 2	显著性
门诊	1.514	4	471	0.197
住院	0.136	4	471	0.969
急诊	1.382	4	471	0.239

表 3.2　3 类患者到达量的单因素方差分析结果（按周次）

患者来源		平方和	自由度	均方	F	显著性
门诊	组间	83069.143	4	20767.286	20.941	0.000
	组内	467088.074	471	991.694		
	总计	550157.217	475			
住院	组间	4100.174	4	1025.043	4.586	0.001
	组内	105271.574	471	223.507		
	总计	109371.748	475			
急诊	组间	3146.624	4	786.656	1.393	0.235
	组内	265983.653	471	564.721		
	总计	269130.277	475			

3.4.3　小时到达量分析

在明确了周次效应之后，进而观测时次效应的存在，即每小时患者到达量呈现出显著变化趋势。每日患者到达高峰为上午的 9：00—12：00 和下午的 1：00—5：00。门诊患者趋势类似，但住院和急诊患者的高峰和低谷呈现较大差异，图 3.7 为不同类型患者到达的时次效应。

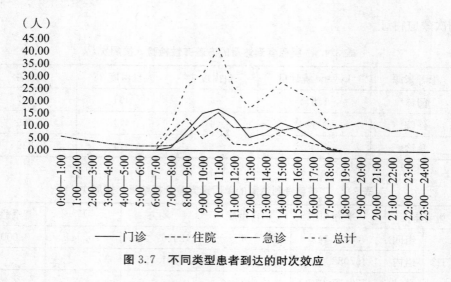

图 3.7　不同类型患者到达的时次效应

3.4.4　不同类型患者的到达量差异性分析

　　在上述分析结果的基础上，本小节继续对 3 类患者的到达量的差异性进行分析验证。对同类型患者而言，其在周次和时次两个维度上都具有差异性。此外，患者类型不同，其到达规律也不同。接下来，运用 Kolmogorov−Smirnov 检验对患者的到达规律进行拟合，图 3.8～图 3.10 分别为考虑周次、时次效应的门诊（住院、急诊）患者到达规律。这一结果为后续章节中门诊和住院患者到达量的不同设定提供了数据支撑。

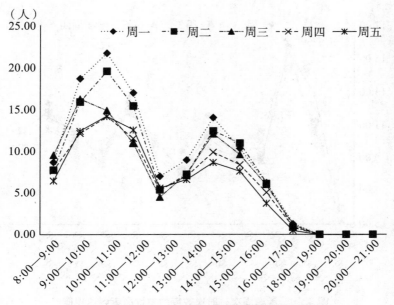

图 3.8　考虑周次、时次效应的门诊患者到达规律

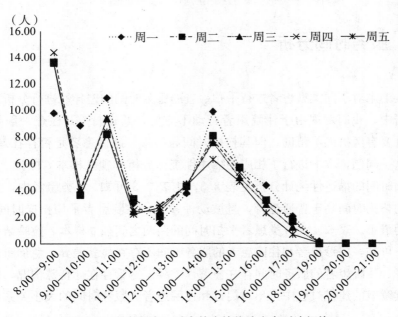

图 3.9　考虑周次、时次效应的住院患者到达规律

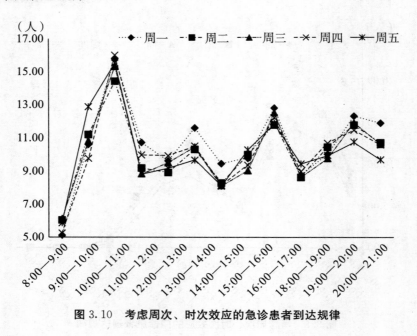

图 3.10 **考虑周次、时次效应的急诊患者到达规律**

3.5 服务时间分析

接下来对不同类型患者进行平扫检查的服务时间的差异性进行分析。在实际调研中，我们发现由于住院患者行动不方便，其进行 CT 检查一般要用推床，且要有医护人员帮助，但其扫描时间与门诊、急诊患者是否存在差异呢？带着这一问题，本书进行了相应的描述性统计分析和独立样本 t 检验。3 类患者平扫时间的描述性统计分析见表 3.3，由表 3.3 可知，3 类患者中，急诊患者平均扫描时间高于普通患者，且波动性较大；住院患者平均扫描时间最短，且波动最小。表 3.4 为 3 类患者平扫时间的两两之间独立样本 t 检验结果。由表 3.4 可知，门诊患者和住院患者的服务时间不存在显著差异，急诊患者与门诊患者、住院患者的服务时间存在显著性差异。尽管存在此特殊情况，但在本书后续章节的建模过程中，不对门诊和住院患者的服务时间的大小关系做任何假定。

表 3.3 3 类患者平扫时间的描述性统计分析

患者类型	个案数	平均值	标准差	标准误	最小值	最大值
门诊	243	99.34	59.142	3.794	50	919
住院	169	99.21	36.380	2.798	43	279
急诊	261	128.84	77.602	4.803	62	822
总计	673	110.75	64.251	2.477	43	919

表 3.4 3 类患者平扫时间的两两之间独立样本 t 检验结果

		Levene 方差等同性检验		平均值等同性 t 检验				
		F	显著性	t	自由度	显著性	平均值差值	标准误差值
门诊—住院	假定等方差	0.084	0.773	0.024	410.000	0.981	0.124	5.114
	不假定等方差			0.026	404.490	0.979	0.124	4.714
门诊—急诊	假定等方差	21.189	0.000	−4.775	502.000	0.000	−29.505	6.179
	不假定等方差			−4.820	483.446	0.000	−29.505	6.121
住院—急诊	假定等方差	20.124	0.000	−4.643	428.000	0.000	−29.630	6.382
	不假定等方差			−5.330	395.870	0.000	−29.630	5.559

3.6 CT 预约调度问题概述

2018 年在某医院本部院区进行 CT 检查的设备有 CT1~CT7、CT 室（表 3.5）。与 2014 年相比，为应对不断增加的医技检查需求，医院也新增了相应的医技设备，以解决医疗检查的供需不匹配问题。

37

表 3.5 某医院 CT 设备分布及检查类别

设备名称	地点	检查类别
CT1	第一住院大楼一楼	普通扫描
CT2~CT4	第一住院大楼一楼	增强扫描
CT5	第一住院大楼二楼	普通扫描
CT6	第六住院大楼一楼	普通扫描
CT7	第三住院大楼一楼	增强扫描
CT 室	健康管理中心一楼	普通扫描

然而,现行预约调度过程中存在如下 3 个问题:

(1) 平扫过程中,急诊患者占比较高,不确定性较强,造成了其他患者的等待时间过长。

(2) 同等级设备(普通扫描设备)之间的患者实时调度问题:目前按照患者类型指定 CT 设备(如 CT1 服务门诊患者,CT6 服务住院患者)进行检查。由于门诊患者和住院患者的到达过程具有较大差异,且患者需求随时间波动,可能导致一条队列人满为患,一条队列空闲较多,从而使得同类型检查设备利用率严重不均衡,因此在检查时将预约患者转移至其他队列(如门诊患者预约至 CT1,检查时临时调至 CT6)。

(3) 不同等级设备之间的患者实时调度问题:当不同等级设备利用率存在显著差异时,在检查时可将预约的普通扫描患者转移至增强扫描设备的队列(如平扫患者预约至 CT1,检查时临时调整至 CT2)。

针对某医院等大型综合公立医院的医技科室面临的普遍性问题,本书总结、梳理、提出并系统解决了以下两点关键问题:①医疗服务急诊量预测研究。②医疗服务资源调度优化策略研究。后者将针对现实问题进一步进行扩展,在单向转移情境下,对患者转移后的速率不做限制,将患者分为具有相同优先级和不同优先级的情况进行分析,最后扩展至双向转移情境进行分析。

4 医疗服务急诊量预测研究

本章以 CT 平扫中的日急诊量为例,从总体急诊量和分类(门诊急诊和住院急诊)急诊量的不同角度构建预测模型。在影响因素方面,既考虑了自相关因素(即历史到达量),也考虑了时间因素(年份、季度、月份、周次、法定节假日)。通过构建线性预测模型和非线性预测模型,重点分析不同患者类型、不同影响因素对预测模型精度的影响,为医院放射科的急诊量预测研究提供新的研究视角和方法。

4.1 数据来源、基本分析及预处理

本数据来源于 RIS 中的 CT 检查数据,包含从 2013 年 1 月 1 日至 2016 年 12 月 31 日共 4 年的急诊患者记录数据,合计 297335 条数据记录,其中门诊急诊患者、住院急诊患者数据记录分别为 178053 条和 119282 条。

图 4.1 为 2013 年 1 月 1 日至 2016 年 12 月 31 日不同类型急诊量统计,从图中可以看出,不同类型的急诊量具有显著的非平稳特点。不同类型急诊量的描述性统计分析见表 4.1,由表 4.1 可知,每日急诊患者平均到达约 204 人,标准差为 26.13;门诊急诊患者平均到达约 122 人,住院急诊患者平均到达约 82 人。各类患者日到达量的平均值、标准差、最大值和最小值均存在一定差异。

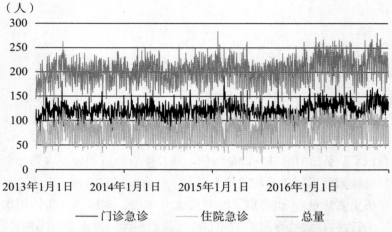

图 4.1 2013 年 1 月 1 日至 2016 年 12 月 31 日不同类型急诊量统计

表 4.1 不同类型急诊量的描述性统计分析

类型	样本量（人）	最小值（人）	最大值（人）	平均值（人）	标准差
门诊急诊量	178053	57	193	121.87	15.33
住院急诊量	119282	12	138	81.64	22.83
总急诊量	297335	69	284	203.51	26.13

根据以上分析，本节选取的影响因素为滞后项特征和时间特征。对于时间特征 T_t，分别采用 One－Hot 编码得到 0－1 特征，以刻画具体的年份、季度、月份、周次、法定节假日等信息。由于急诊量与时间特征的量级差距较大，因此进行归一化处理，使其映射到区间 [0，1] 上，如下：

$$\bar{Y}_t = \frac{Y_t - Y_{min}}{Y_{max} - Y_{min}} \qquad (4-1)$$

式中，$\bar{Y}_t$ 是对 Y_t 进行量纲转换后的急诊量；Y_t，Y_{max}，Y_{min} 分别为第 t 天的急诊量、急诊量序列的最大值和最小值。

4.2 预测模型框架

4.2.1 预测模型选择

伴随着机器学习技术的快速发展与广泛应用，由于一些模型 [如套索模型（Least absolute shrinkage and selection operator，Lasso）（Li、Chen，2014；

Yang et al. ，2015；Ziel、Liu，2016；Cui et al. ，2018）、SVR 模型（Liu、Wang，2016；Wu、Cao，2016；Chen et al. ，2017）、Random Forests 模型（Lahouar、Ben H S，2017；Qiu et al. ，2017；Grushkacockayne et al. ，2017；Cui et al. ，2018）、自适应提升模型（Adaptive Boosting，AdaBoost）（Heo、Yang，2014；Peng et al. ，2017；Liu、Chen，2020）] 在特征提取及获取时间序列数据的线性或非线性趋势上具有优越性，它们越来越多地被应用于能源、零售、旅行、交通及环境等领域的时间序列预测研究。

尽管以上算法尤其是非线性算法在诸多领域的预测效果均得到了验证，并取得了较高的预测精度，但是在病人流领域，尤其是在急诊量预测领域的研究还十分有限。由于急诊量预测本质上也是时间序列预测问题，和其他领域的研究框架和思路都十分类似，因此本书也引入了一系列非线性模型对急诊量进行预测，以刻画其随时间变动的趋势。

本章借鉴 Cui 等（2018）的研究框架，选取了多种线性与非线性模型来预测急诊量，其中线性模型选取了 ARIMA 和 Lasso，非线性模型选取了 SVR [线性核函数（Linear－SVR）、高斯核函数（Radial－SVR）]、Random Forests 和 AdaBoost，预测模型群见表 4.2。

表 4.2 预测模型群

模型分类	具体模型
线性模型	ARIMA
	Lasso
非线性模型	Linear－SVR
	Radial－SVR
	Random Forests
	AdaBoost

4.2.2 预测模型构建

在构建 ARIMA 模型的过程中，其基本假定是：预测变量（Y_t）可以由其过去观测值（Y_{t-1}，Y_{t-2}，…，Y_{t-n}）的线性函数表示。

在机器学习模型构建过程中，假定第 t 天的急诊患者量是其之前 n 天的急诊患者到达量及第 t 天的时间特征的函数，如下：

$$\overline{Y}_t = f(\overline{Y}_{t-1}, \overline{Y}_{t-2}, \cdots, \overline{Y}_{t-n}, T_t) + \varepsilon_t \qquad (4-2)$$

式中，$\overline{Y}_t$，$\overline{Y}_{t-1}$，$\overline{Y}_{t-2}$，$\cdots$，$\overline{Y}_{t-n}$ 分别为第 t 天，第 $t-1$ 天，第 $t-2$ 天，$\cdots$，第 $t-n$ 天对应的归一化处理后的急诊量；T_t 为时间特征，包括具体的年份、季度、月份、周次、法定节假日等相关特征；ε_t 为随机扰动。

4.2.3 预测步骤

本研究按照如下 4 个步骤进行预测：

（1）将原始数据按照 8：2 的比例划分为训练集和测试集，取前 1169 天的急诊量（2013 年 1 月 1 日至 2016 年 3 月 14 日）作为训练集，剩余 292 天的急诊量（2016 年 3 月 15 日至 2016 年 12 月 31 日）作为测试集。

（2）在训练集上建立多个模型，考虑到急诊量可能受多种因素的影响，将这些因素作为自变量输入模型，以提高模型的预测性能。此外，为保证模型具有较强的泛化能力，在训练集上采用十折交叉验证（10－Fold Cross Validation）获取最优参数。所谓十折交叉验证，就是将训练集随机分成相等的 10 份，每次从中选取 9 份作为训练集，1 份作为验证集以观测模型的预测性能。这个过程重复 10 次，确保每 1 份数据都只有一次作为验证数据的机会，最后将这 10 次在验证集的结果求平均得到预测精度指标。这样，在不同的超参数组合下会输出不同的预测结果，运用 Grid Search 方法选出最优的超参数。

（3）当确定超参数后，将模型运用于测试集，输出不同模型的预测结果。对预测结果进行还原，计算相应的评估指标。

（4）运用配对样本 t 检验比较不同模型的预测性能。

4.2.4 评估指标

本研究采用平均相对百分误差绝对值（Mean Absolute Percent Error，MAPE）作为评估不同预测模型的预测效果的指标，详见公式（4－3）。指标的范围为 $[0，1]$，且指标值越小，说明预测值与实际值之间的误差越小，预测精度越高，模型的稳定性和泛化能力越好。

$$MAPE = \frac{1}{N}\sum_{i=1}^{N}\left|\frac{Y_t - Y_t'}{Y_t}\right| \times 100\% \qquad (4-3)$$

式中，Y_t 和 Y_t' 分别为第 t 天的实际值和预测值；N 为样本容量。

4.3 预测模型建立

由于不同类型的急诊量在经过数据预处理和特征提取之后，运用各种方法建模的流程十分类似，因此，接下来以总急诊量为例，对具体模型构建过程进行展示。

4.3.1　ARIMA

作为一种传统的通用的时间序列模型，ARIMA 被广泛应用于病人流的预测问题中，并取得了较好的效果。在构建 ARIMA 模型过程中，其基本假定是：预测变量（Y_t）可以由其过去观测值（Y_{t-1}，Y_{t-2}，…，Y_{t-n}）的线性函数表示（Box、Jenkins，1971）。建模的基本条件是：该时间序列为平稳序列，若为非平稳序列，则需要进行差分、取对数等运算，以提取原始序列中所包含的季节趋势、长期趋势等信息，将原始序列转化为平稳序列。ARIMA 建模流程如图 4.2 所示。具体包括：①序列平稳性检验和白噪声检验；②模型识别，并估计参数；③模型诊断与检验；④模型预测。

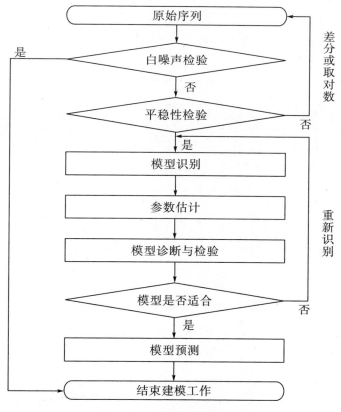

图 4.2　ARIMA 建模流程

由于总急诊量数据具有周期性和长期趋势，因此在拟合 ARIMA 模型之前进行了一阶七步差分处理。先进行一阶差分提取趋势特征，再进行七步周期差分提取周期信息。操作后得到的序列为：D（Y，1，7）。最终 ARIMA 模型的参数估计（总急诊量）见表 4.3。进一步地，将 ARIMA 的拟合序列与原始序列进行对比，图 4.3 为测试集上总急诊量与 ARIMA 预测值对比图。可以直观地看出，预测值能够较好地模拟实际趋势，在部分点的拟合误差较大。类似地，图 4.4 为测试集上门诊急诊量、住院急诊量与 ARIMA 预测值对比图。

表 4.3　最终 ARIMA 模型的参数估计（总急诊量）

参数	估计	标准差	t	P	滞后阶数
MA1，1	−0.9388	0.0364	−25.8179	0.000	1
MA1，2	−0.9749	0.0535	−18.2194	0.000	7
MA1，3	0.9138	0.0733	12.4584	0.000	8
AR1，1	0.0703	0.0339	2.0742	0.038	1

注：以上参数对应的是经过一阶七步差分处理后的总急诊量数据。

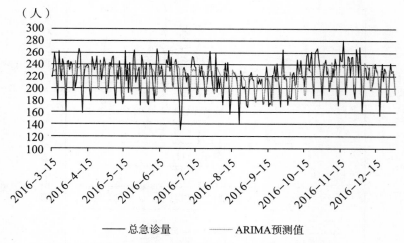

图 4.3　测试集上总急诊量与 ARIMA 预测值对比图

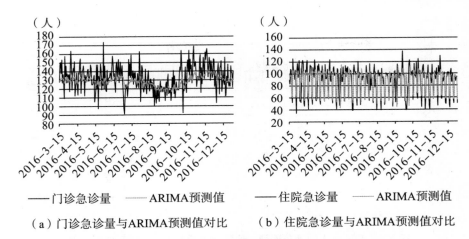

（a）门诊急诊量与ARIMA预测值对比 　　（b）住院急诊量与ARIMA预测值对比

图 4.4　测试集上门诊急诊量、住院急诊量与 ARIMA 预测值对比图

4.3.2　Lasso

Lasso 是由 Tibshirani（1996）提出的模型。其作为一种能够进行特征选择的回归模型，主要是通过构造惩罚函数以使得某些回归系数为 0，而另外的不为 0 的系数所对应的变量则构建模型的特征。在构建 Lasso 模型的过程中，本研究不仅考虑了惩罚因子，还综合考虑了在不同滞后天数 n 下的共同影响。图 4.5 为测试集上总急诊量与 Lasso 预测值对比图。类似的，图 4.6 为测试集上门诊急诊量、住院急诊量与 Lasso 预测值对比图。

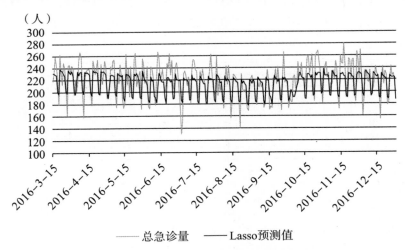

图 4.5　测试集上总急诊量与 Lasso 预测值对比图

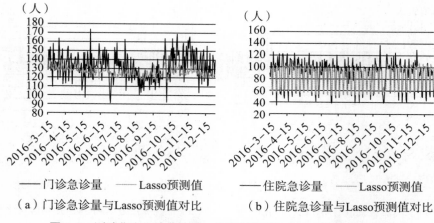

（a）门诊急诊量与Lasso预测值对比　　　　（b）住院急诊量与Lasso预测值对比

图4.6　测试集上门诊急诊量、住院急诊量与 Lasso 预测值对比图

4.3.3　SVR

SVR 是一种能够有效解决分类和回归问题的可靠算法。其通过将原始数据空间映射到高维度空间的方法，寻找最优的分离超平面（Cortes、Vapnik，1995）。基本思路：先将其转化为对偶问题，再构建拉格朗日乘子求解。本研究同时考虑了线性核函数和高斯核函数。图4.7和图4.8分别为测试集上总急诊量与 Linear－SVR 预测值对比图和测试集上总急诊量与 Radial－SVR 预测值对比图。从图中可以看出，Radial－SVR 在此数据集上捕捉非线性趋势优于 Linear－SVR，因此其预测性能优于 Linear－SVR。测试集上门诊急诊量、住院急诊量与 Linear－SVR 预测值、Radial－SVR 预测值对比图分别如图4.9和图4.10所示。

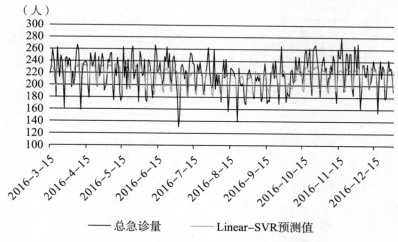

图4.7　测试集上总急诊量与 Linear－SVR 预测值对比图

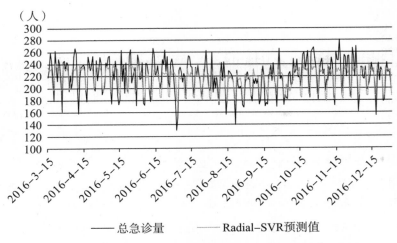

图 4.8　测试集上总急诊量与 Radial－SVR 预测值对比图

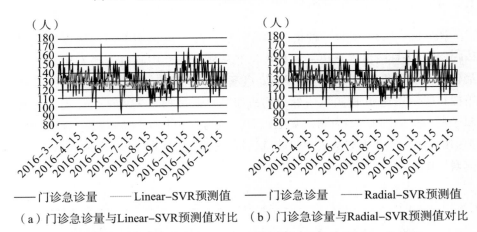

——门诊急诊量　　——Linear-SVR预测值　　——门诊急诊量　　——Radial-SVR预测值

（a）门诊急诊量与Linear-SVR预测值对比　（b）门诊急诊量与Radial-SVR预测值对比

图 4.9　测试集上门诊急诊量与 Linear－SVR 预测值、Radial－SVR 预测值对比图

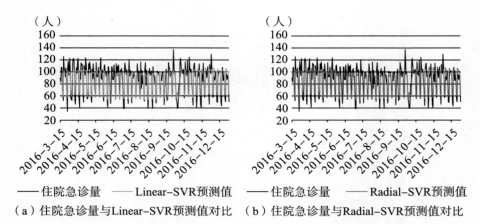

—— 住院急诊量 —— Linear-SVR预测值　　　—— 住院急诊量 —— Radial-SVR预测值

（a）住院急诊量与Linear-SVR预测值对比　　（b）住院急诊量与Radial-SVR预测值对比

图 4.10　测试集上住院急诊量与 Linear-SVR 预测值、Radial-SVR 预测值对比图

4.3.4　Random Forests

Random Forests 是一种集成学习算法。基本步骤如下：①从样本中利用 Bootstrap 采样的方式选出 n 个样本；②从所有属性中随机选择 k 个属性，以最佳分割属性作为节点建立决策树；③重复以上两步 m 次，即建立了 m 棵决策树；④利用这 m 棵决策树形成随机森林，通过投票表决结果，决定数据归属于哪一类。图 4.11 为测试集上总急诊量与 Random Forests 预测值对比图。类似的，图 4.12 为测试集上门诊急诊量、住院急诊量与 Random Forests 预测值对比图。

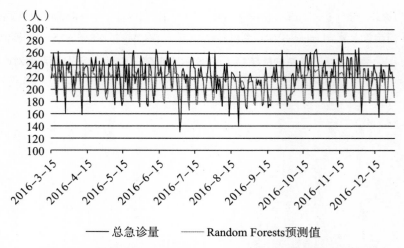

—— 总急诊量 —— Random Forests预测值

图 4.11　测试集上总急诊量与 Random Forests 预测值对比图

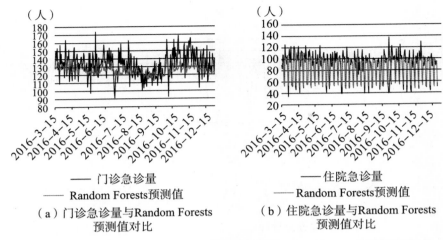

——门诊急诊量
—— Random Forests预测值

（a）门诊急诊量与Random Forests
预测值对比

——住院急诊量
—— Random Forests预测值

（b）住院急诊量与Random Forests
预测值对比

图 4.12　测试集上门诊急诊量、住院急诊量与 Random Forests 预测值对比图

4.3.5　AdaBoost

AdaBoost 是由 Freund（1995）提出的一种提升算法，是机器学习技术中十分热门的模式识别算法。该算法的基本操作思路为：假设训练数据集 $T = \{(x_1, y_1), (x_2, y_2), \cdots, (x_N, y_N)\}$，第一步是初始化训练数据的权值分布，其权值均为 $1/N$；第二步是运用该算法在训练数据集上学习，得到基本分类器，计算基本分类器在训练数据集上的误差率，计算其系数；第三步为更新训练数据集的权值分布，最终通过构建基本分类器的线性组合，得到最终分类器。图 4.13 为测试集上总急诊量与 AdaBoost 预测值对比图。类似的，图 4.14 为测试集上门诊急诊量、住院急诊量与 AdaBoost 预测值对比图。

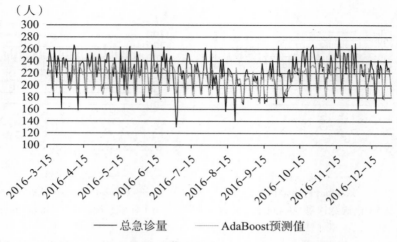

图 4.13　测试集上总急诊量与 AdaBoost 预测值对比图

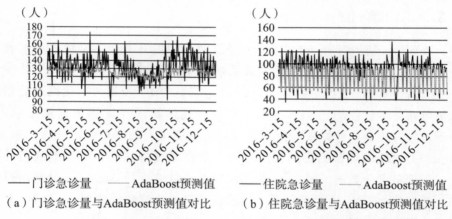

（a）门诊急诊量与AdaBoost预测值对比　（b）住院急诊量与AdaBoost预测值对比

图 4.14　测试集上门诊急诊量、住院急诊量与 AdaBoost 预测值对比图

4.4　结果分析与讨论

本节主要从以下 3 个方面对预测模型的结果展开分析与讨论：①不同类型急诊量的最优模型是哪个？②不同类型急诊量的模型是否存在显著性差异？即最优模型是否显著优于其他模型？③不同滞后天数 n 对模型性能的影响如何？

4.4.1　不同类型急诊量的最优模型对比

不同类型急诊患者各模型评价指标对比结果见表 4.4，门诊急诊量预测的最优模型为 ARIMA，最差模型为 Random Forests，其 *MAPE* 差值为 0.64%；住院急诊量预测的最优模型为 Random Forests，最差模型为 ARIMA，其 *MAPE* 差值为 3.63%；对总急诊量而言，最优模型为 Lasso，最差模型为 ARIMA，其 *MAPE* 差值较小，为 0.24%。

表 4.4　不同类型急诊患者各模型评价指标对比结果

模型	门诊急诊患者	住院急诊患者	总急诊患者
	MAPE（%）	*MAPE*（%）	*MAPE*（%）
ARIMA	8.56	14.39	7.21
Lasso	8.93	11.56	6.97
Linear—SVR	8.85	12.04	7.05
Radial—SVR	8.90	11.68	7.07
Random Forests	9.20	10.76	7.15
AdaBoost	8.95	10.86	7.13

在门诊急诊量预测中，ARIMA 模型最优，其他包含滞后序列和时间特征的机器学习模型都不如 ARIMA 模型，表明了滞后序列对于未来发展趋势具有显著的影响，而时间特征并未发挥作用。因此，当数据具有较强的线性特征时，ARIMA 模型的效果更为优越。相反的，在住院急诊量和总急诊量的预测中，利用两类因素构建的机器学习模型却优于 ARIMA 模型，说明两类因素在此时间序列发展过程中的影响较重要。因此，在构建时间序列模型过程中，要充分识别数据的趋势特征，才能构建合理的预测模型，实现更为精准的预测。

4.4.2　不同类型急诊量的模型差异性分析

接下来运用配对样本 t 检验来验证不同模型在 *MAPE* 指标上的差异性。不同模型下 *MAPE* 的配对样本 t 检验结果（门诊急诊量、住院急诊量及总急诊量）见表 4.5～表 4.7。

表 4.5　不同模型下 *MAPE* 的配对样本 t 检验结果（门诊急诊量）

模型	平均值	标准差	差值95%置信区间	t	显著性
ARIMA Vs Lasso	−0.0075	0.0035	（−0.0100，−0.0050）	−6.770	0.000
ARIMA Vs Linear—SVR	−0.0048	0.0018	（−0.0061，−0.0035）	−8.494	0.000
ARIMA Vs Radial—SVR	−0.0076	0.0034	（−0.0100，−0.0052）	−7.205	0.000
ARIMA Vs Random Forests	−0.0080	0.0013	（−0.0089，−0.0070）	−19.296	0.000

模型	平均值	标准差	差值95%置信区间	t	显著性
ARIMA Vs AdaBoost	−0.0052	0.0007	(−0.0058，−0.0047)	−22.977	0.000
Lasso Vs Linear—SVR	0.0027	0.0030	(0.0006，0.0048)	2.908	0.009
Lasso Vs Radial—SVR	−0.0001	0.0027	(−0.0020，0.0018)	−0.137	0.447
Lasso Vs Random Forests	−0.0004	0.0041	(−0.0033，0.0025)	−0.343	0.370
Lasso Vs AdaBoost	0.0023	0.0033	(−0.0001，0.0047)	2.166	0.029
Linear—SVR Vs Radial—SVR	−0.0028	0.0038	(−0.0055，−0.0001)	−2.358	0.021
Linear—SVR Vs Random Forests	−0.0032	0.0027	(−0.0051，−0.0012)	−3.681	0.003
Linear—SVR Vs AdaBoost	−0.0004	0.0016	(−0.0016，0.0007)	−0.855	0.207
Radial—SVR Vs Random Forests	−0.0003	0.0037	(−0.0030，0.0023)	−0.278	0.394
Radial—SVR Vs AdaBoost	0.0024	0.0033	(0.0000，0.0048)	2.289	0.024
Random Forests Vs AdaBoost	0.0027	0.0014	(0.0017，0.0037)	6.148	0.000

表4.6　不同模型下 $MAPE$ 的配对样本 t 检验结果（住院急诊量）

模型	平均值	标准差	差值95%置信区间	t	显著性
ARIMA Vs Lasso	0.0255	0.0028	(0.0235，0.0275)	28.343	0.000
ARIMA Vs Linear—SVR	0.0209	0.0023	(0.0192，0.0225)	28.877	0.000
ARIMA Vs Radial—SVR	0.0230	0.0019	(0.0217，0.0244)	38.483	0.000
ARIMA Vs Random Forests	0.0348	0.0008	(0.0343，0.0354)	137.217	0.000
ARIMA Vs AdaBoost	0.0344	0.0005	(0.0340，0.0348)	216.534	0.000
Lasso Vs Linear—SVR	−0.0046	0.0035	(−0.0071，−0.0021)	−4.186	0.001
Lasso Vs Radial—SVR	−0.0024	0.0036	(−0.0050，0.0001)	−2.179	0.029
Lasso Vs Random Forests	0.0094	0.0031	(0.0072，0.0115)	9.663	0.000
Lasso Vs AdaBoost	0.0089	0.0029	(0.0068，0.0110)	9.732	0.000
Linear—SVR Vs Radial—SVR	0.0022	0.0016	(0.0010，0.0033)	4.357	0.001
Linear—SVR Vs Random Forests	0.0140	0.0021	(0.0124，0.0155)	20.602	0.000
Linear—SVR Vs AdaBoost	0.0135	0.0023	(0.0118，0.0152)	18.213	0.000
Radial—SVR Vs Random Forests	0.0118	0.0020	(0.0104，0.0132)	18.514	0.000
Radial—SVR Vs AdaBoost	0.0113	0.0020	(0.0099，0.0128)	18.078	0.000
Random Forests Vs AdaBoost	−0.0005	0.0010	(−0.0012，0.0003)	−1.400	0.098

表 4.7　不同模型下 $MAPE$ 的配对样本 t 检验结果（总急诊量）

模型	平均值	标准差	差值95%置信区间	t	显著性
ARIMA Vs Lasso	0.0014	0.0008	(0.0009, 0.0020)	5.533	0.000
ARIMA Vs Linear－SVR	−0.0011	0.0018	(−0.0024, 0.0001)	−2.029	0.037
ARIMA Vs Radial－SVR	−0.0014	0.0021	(−0.0029, 0.0002)	−2.006	0.038
ARIMA Vs Random Forests	−0.0014	0.0010	(−0.0021, −0.0007)	−4.273	0.001
ARIMA Vs AdaBoost	−0.0017	0.0017	(−0.0029, −0.0005)	−3.089	0.006
Lasso Vs Linear－SVR	−0.0026	0.0016	(−0.0037, −0.0014)	−5.070	0.000
Lasso Vs Radial－SVR	−0.0028	0.0022	(−0.0044, −0.0012)	−4.008	0.002
Lasso Vs Random Forests	−0.0028	0.0012	(−0.0037, −0.0020)	−7.234	0.000
Lasso Vs AdaBoost	−0.0031	0.0020	(−0.0045, −0.0017)	−5.029	0.000
Linear－SVR Vs Radial－SVR	−0.0002	0.0025	(−0.0020, 0.0016)	−0.292	0.388
Linear－SVR Vs Random Forests	−0.0003	0.0018	(−0.0016, 0.0011)	−0.460	0.328
Linear－SVR Vs AdaBoost	−0.0006	0.0023	(−0.0022, 0.0011)	−0.769	0.231
Radial－SVR Vs Random Forests	0.0000	0.0015	(−0.0011, 0.0010)	−0.074	0.471
Radial－SVR Vs AdaBoost	−0.0003	0.0018	(−0.0016, 0.0010)	−0.555	0.296
Random Forests Vs AdaBoost	−0.0003	0.0018	(−0.0016, 0.0010)	−0.493	0.317

对门诊急诊量而言，ARIMA 的预测精度显著优于其他模型（$P<0.001$），Linear－SVR 和 AdaBoost 紧随其后。对住院急诊量而言，Random Forests 和 AdaBoost 显著优于其他模型（$P<0.001$），ARIMA 显著劣于其他模型（$P<0.001$）。

对总急诊量而言，6 个模型输出的 $MAPE$ 结果均小于 8%，反映了其在总急诊量预测上具有较高的精度。Lasso 显著优于其他模型（$P<0.01$），其次为 ARIMA。

4.4.3　不同滞后天数 n 对模型性能的影响分析

由于在构建机器学习模型时，滞后序列和时间特征被提取放入预测模型之中。本书探讨了当 $3 \leqslant n \leqslant 21$ 时，不同机器学习模型的 $MAPE$ 随 n 的变化趋势图（门诊急诊量、住院急诊量、总急诊量）（图 4.15～图 4.17）。对不同类型的急诊量而言，在不同滞后天数下，其预测性能呈现出较大的变化趋势。特别地，对门诊急诊量而言，5 个模型最优滞后天数的区间为 [12，16]，即在 $n=14$ 上下波动，表明门诊急诊量受前两周的患者到达量影响，将其定义为两周效应。对住院急诊量而言，5 个模型最优滞后天数的区间为 $[7, 11]$，表明住院急诊量受前 $1\sim1.5$ 周的患者到达量影响。而对总急诊量而言，由于其为上述两类急诊量的加和，混合效应的存在导致 5 个模型的最优滞后天数并不一致，其区间为 $[5, 21]$。

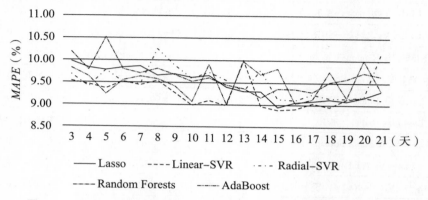

图 4.15　不同机器学习模型的 $MAPE$ 随 n 的变化趋势图（门诊急诊量）

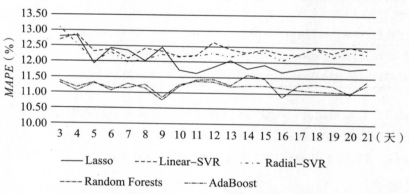

图 4.16　不同机器学习模型的 $MAPE$ 随 n 的变化趋势图（住院急诊量）

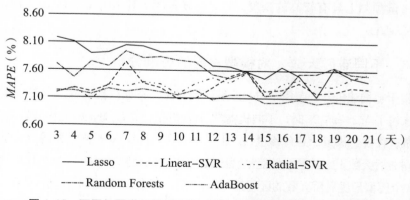

图 4.17　不同机器学习模型 $MAPE$ 随 n 的变化趋势图（总急诊量）

5 相同优先级患者的
医疗服务资源调度优化策略研究

在单向转移情境下，本章重点探讨当转移患者与原队列患者具有相同优先级时，如何在分散决策与集中决策模式下制定合理的患者调度策略，实现最优的目标产出。在目标函数设置上，当两队列（设备方）单独决策时，考虑与Feldman 等（2014）、Li 等（2017）相同的期望收益最大化目标，该目标与服务行业中不同企业制定产能共享策略时的目标函数相一致。当医院将两队列联动，直接进行患者调度时，应考虑兼顾公平和效率的成本最小化目标（Murray、Berwick，2003；Dobson et al.，2011；Bertsimas et al.，2013）。本章运用排队论和博弈论构建理论模型，并对结构性质进行证明，通过灵敏度分析明确不同指标对最优策略的影响，最后通过数值算例进行验证。

5.1 问题描述

医院有两台 CT 设备，其中，CT1 服务门诊患者，CT2 服务住院患者。假定两类患者的单位时间到达率服从泊松分布，两台设备单位时间的服务率服从负指数分布。患者通过先付费后预约的方式进行检查，患者所付费用直接作为 CT1 和 CT2 的收益。由于门诊患者的到达量大，超过了 CT1 的服务能力，因此在检查过程中考虑将一定量的门诊患者转移至 CT2 接受服务（图 5.1）。且转移后，两个排队系统的服务强度 $\rho_1 < 1$，$\rho_2 < 1$。在 CT2 队列上，尽管两类患者优先级相同，其服务规则为先到先服务，但其服务速率有差异：当服务住院患者时，其速率为 μ_2；当服务门诊患者时，其速率为 μ_3。因此，两台CT 上的服务过程可描述为 M/M/1 和 $M/H_2/1$ 模型。转移过程中，CT1 管理者要向 CT2 管理者为这些转移的门诊患者支付转移成本 c_t。

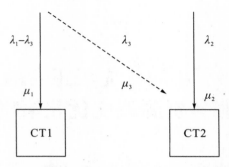

图 5.1　相同优先级患者的检查模型描述图

当门诊患者转移至 CT2 时，需要从 CT 设备和患者服务时间是否存在异质性两方面来考虑门诊患者在 CT2 上的单位时间服务率。门诊患者转移至 CT2 后的服务速率见表 5.1，从表 5.1 可以看出，当两台 CT 设备具有异质性且患者服务时间不同时，门诊患者转移后的服务率为 μ_3，其他 3 种均为特殊情况。本节从一般到特殊对 4 种情况逐一进行分析。

表 5.1　门诊患者转移至 CT2 后的服务速率

CT 设备	患者服务时间	
	相同	不同
相同	(Case 1) $\mu_3 = \mu_1 = \mu_2$	(Case 2) $\mu_3 = \mu_1$
不同	(Case 3) $\mu_3 = \mu_2$	(Case 4) μ_3

决策变量为 CT1 转移至 CT2 的门诊患者的单位时间到达率 λ_3 和人均转移成本 c_t，并重点分析分散决策模式与集中决策模式下的最优策略。在分散决策模式下，CT1 和 CT2 分别以各自的期望收益最大化为目标构建目标函数，研究两方是否存在唯一的均衡解；在集中决策模式下，两方统一由医院管理，不单独决策，考虑医院以总成本最小化为目标，研究如何制定最优的转移策略。

本章的假设及参数的具体设定如下。

假设：

（1）门诊（住院）患者的单位时间到达率服从泊松分布，且独立同分布；

（2）CT1（CT2）的单位时间的服务率服从负指数分布，且独立同分布；

（3）患者都想尽快得到治疗，因此被安排在最早的可用时间；

（4）患者不能取消预约；

（5）患者准时出现，且服务规则为先到先服务；

（6）两个排队系统的服务强度 $\rho_1 < 1$，$\rho_2 < 1$。

参数：

（1）λ_1：门诊患者的单位时间到达率；

（2）λ_2：住院患者的单位时间到达率；

（3）λ_3：CT1 转移至 CT2 的门诊患者的单位时间到达率；

（4）λ_h：转移后 CT2 的全体患者的单位时间到达率，$\lambda_h = \lambda_2 + \lambda_3$；

（5）μ_1：CT1 的单位时间门诊患者服务率；

（6）μ_2：CT2 的单位时间住院患者服务率；

（7）μ_3：CT2 的单位时间门诊患者服务率；

（8）μ_h：CT2 的单位时间平均服务率；

（9）p：患者进行 CT 检查的价格；

（10）c_s：CT 检查患者的单位时间服务成本；

（11）c_w：患者的单位时间等待成本；

（12）c_i：CT 设备的单位时间空闲成本。

由图 5.1 可以看出，根据本研究的设定，转移前后有式（5-1）和式（5-2）成立：

$$\begin{cases} \lambda_1 > \mu_1 \\ \lambda_2 < \mu_2 \end{cases} \tag{5-1}$$

$$\begin{cases} \lambda_1 - \lambda_3 < \mu_1 \\ \lambda_h < \mu_h \end{cases} \tag{5-2}$$

5.2 分散决策模式下的模型及结构性质

在分散决策模式下，CT1 和 CT2 的设备管理方参与决策过程，以各自收益最大化为目标，本节对其动态博弈过程进行刻画，并详述均衡解的求解过程。

5.2.1 模型建立

对 CT1 而言，其服务过程可刻画为标准的 M/M/1 模型。其空闲的概率 P_0^1 和队长 L_1 的表达式（Wolff，1989；Ross，2011）为：

$$P_0^1 = 1 - \rho_1 = 1 - \frac{\lambda_1 - \lambda_3}{\mu_1} \tag{5-3}$$

$$L_1 = \frac{\lambda_1 - \lambda_3}{\mu_1 - \lambda_1 + \lambda_3} \tag{5-4}$$

CT1 的目标函数可分为患者到达带来的收益、患者的转移成本、患者服务成本、设备空闲成本、患者等待成本 5 个部分，具体表达式为：

$$F(c_t, \lambda_3) = p\lambda_1 - c_t\lambda_3 - c_s(\lambda_1 - \lambda_3) - c_i P_0^1 \mu_1 - c_w L_1$$

$$= p\lambda_1 - c_t\lambda_3 - c_s(\lambda_1 - \lambda_3) - c_i(\mu_1 - \lambda_1 + \lambda_3) - \frac{c_w(\lambda_1 - \lambda_3)}{\mu_1 - \lambda_1 + \lambda_3} \quad (5-5)$$

对 CT2 来说，其服务过程为一个标准的 $M/H_2/1$ 模型。两类患者的单位时间到达过程均为泊松过程，则混合队列的患者单位时间到达过程也是泊松过程（Wolff，1989），CT2 总体患者的单位时间到达率为 $\lambda_h = \lambda_3 + \lambda_2$。

患者的服务时间为超指数分布（Hyper-exponential Distribution），是一个混合的指数分布。此队列的服务时间 S 的分布形式为：

$$P(S \leqslant t) = \gamma(1 - e^{-\mu_3 t}) + (1 - \gamma)(1 - e^{-\mu_2 t}) \quad (5-6)$$

式中，$0 < \gamma < 1$，且 γ 和 $1 - \gamma$ 分别为门诊患者和住院患者在混合队列中所占的比例［式（5-7）］，则 CT2 的服务速率 μ_h 的表达式（Allen，1990）为式（5-8）：

$$\gamma = \frac{\lambda_3}{\lambda_h}, \quad 1 - \gamma = \frac{\lambda_2}{\lambda_h} \quad (5-7)$$

$$\frac{1}{\mu_h} = \frac{\gamma}{\mu_3} + \frac{1 - \gamma}{\mu_2} \quad (5-8)$$

此时，CT2 的空闲概率 P_0^h，空闲时间 I_h 的表达式为：

$$P_0^h = 1 - \rho_2 = 1 - \frac{\lambda_h}{\mu_h} \quad (5-9)$$

$$I_h = \mu_h P_0^h = \mu_h - \lambda_h \quad (5-10)$$

队长 L_h（Gross et al.，2008）的表达式为：

$$L_h = \frac{\lambda_h\left(\frac{\lambda_2}{\mu_2^2} + \frac{\lambda_3}{\mu_3^2}\right)}{1 - \left(\frac{\lambda_2}{\mu_2} + \frac{\lambda_3}{\mu_3}\right)} + \left(\frac{\lambda_2}{\mu_2} + \frac{\lambda_3}{\mu_3}\right) \quad (5-11)$$

类似的，可以得到 CT2 的目标函数，其包含患者到达带来的收益、患者转移带来的收益、患者服务成本、设备空闲成本、患者等待成本，具体表达式为：

$$G(c_t, \lambda_3) = p\lambda_2 + c_t\lambda_3 - c_s\lambda_h - c_i I_h - c_w L_h$$

$$= p\lambda_2 + c_t\lambda_3 - c_s(\lambda_2 + \lambda_3) - c_i(\mu_h - \lambda_h) - c_w\left[\frac{\lambda_h\left(\frac{\lambda_2}{\mu_2^2} + \frac{\lambda_3}{\mu_3^2}\right)}{1 - \frac{\lambda_h}{\mu_h}} + \frac{\lambda_h}{\mu_h}\right]$$

$$(5-12)$$

对两设备管理方而言，其目标均为期望收益最大化，则有：

$$\begin{cases} \max F(c_t, \lambda_3) \\ \max G(c_t, \lambda_3) \end{cases} \tag{5-13}$$

5.2.2　结构性质

定义 5.1　（Zhuang，2010；Zhuang、Li，2010）定义二元实值函数 $f: \mathbf{Z} \times \mathbf{Z} \to \mathbf{R}$，$\forall x \in \mathbf{Z} \times \mathbf{Z}$ 且 e_i 为单位向量，$\Delta_i f(x) = f(x) - f(x - e_i)$。对于 $i, j = 1, 2, i \neq j$，若 $\Delta_i \Delta_j f(x) \geq 0$，则 f 为超模函数；反之，若 $\Delta_i \Delta_j f(x) < 0$，$f$ 为子模函数。若 $\Delta_i \Delta_i f(x) > 0$，$f$ 为凸函数；若 $\Delta_i \Delta_i f(x) \leq 0$，$f$ 为凹函数[①]。

定义 5.2　（Ha，1997）定义 5.1 在连续条件下，且 f 为二阶可微时依然成立。$\dfrac{\partial^2 f}{\partial x_i \partial x_j} \geq 0$ 时，f 为超模函数；$\dfrac{\partial^2 f}{\partial x_i \partial x_j} < 0$ 时，f 为子模函数。$\dfrac{\partial^2 f}{\partial x_i^2} > 0$ 时，f 为凸函数；$\dfrac{\partial^2 f}{\partial x_i^2} \leq 0$ 时，f 为凹函数。

引理 5.1　CT1 的目标函数 $F(c_t, \lambda_3)$ 有如下性质：

（1）在 c_t 上是凹函数，$\dfrac{\partial F}{\partial c_t}$ 是关于 c_t 的减函数；

（2）在 λ_3 上是凹函数，$\dfrac{\partial F}{\partial \lambda_3}$ 是关于 λ_3 的减函数；

（3）是关于 (c_t, λ_3) 的子模函数。

证明　首先证明 $F(c_t, \lambda_3)$ 是关于 (c_t, λ_3) 的子模函数，再证明其分别在 c_t 和 λ_3 上为凹函数。

对 CT1 而言，增加 1 个患者转移至 CT2 带来的收益为：

$$\frac{\partial F}{\partial \lambda_3} = -c_t + c_s - c_i + \frac{c_w \mu_1}{(\mu_1 - \lambda_1 + \lambda_3)^2} \tag{5-14}$$

很明显，$\dfrac{\partial F}{\partial \lambda_3}$ 随着 λ_3 的增大而减小，随着 c_t 的增大而减小。因此有：

$$\frac{\partial^2 F}{\partial \lambda_3 \partial c_t} < 0 \tag{5-15}$$

$$\frac{\partial^2 F}{\partial \lambda_3^2} < 0 \tag{5-16}$$

由式（5-15）可知，$F(c_t, \lambda_3)$ 为子模函数得证。

此外，还有：

[①]　国外关于函数凹凸性定义与国内相反。

$$\frac{\partial^2 F}{\partial c_t^2} \leqslant 0 \qquad (5-17)$$

由式（5-16）和式（5-17）可知，$F(c_t, \lambda_3)$ 在 c_t 和 λ_3 上为凹函数。

引理 5.2 CT2 的目标函数 $G(c_t, \lambda_3)$ 有如下性质：

（1）在 c_t 上是凹函数，$\dfrac{\partial G}{\partial c_t}$ 是关于 c_t 的减函数；

（2）当 $\mu_2 \geqslant \mu_3$ 时，在 λ_3 上是凹函数，$\dfrac{\partial G}{\partial \lambda_3}$ 是关于 λ_3 的减函数；

（3）是关于 (c_t, λ_3) 的超模函数。

证明 对 CT2 而言，增加 1 个患者转移至 CT2 带来的边际收益为：

$$\frac{\partial G}{\partial \lambda_3} = -c_s + c_t - c_i \frac{\mathrm{d} I_h}{\mathrm{d} \lambda_3} - c_w \frac{\mathrm{d} L_h}{\mathrm{d} \lambda_3} \qquad (5-18)$$

式（5-18）中，$\dfrac{\partial G}{\partial \lambda_3}$ 的单调性由 4 部分决定，最后两部分为负的空闲成本及等待成本对 λ_3 的导数。

首先，由于：

$$\frac{\partial^2 G}{\partial \lambda_3 \partial c_t} = 1 > 0 \qquad (5-19)$$

$G(c_t, \lambda_3)$ 是关于 (c_t, λ_3) 的超模函数得证。

其次，对 $\dfrac{\mathrm{d} I_h}{\mathrm{d} \lambda_3}$ 和 $\dfrac{\mathrm{d} L_h}{\mathrm{d} \lambda_3}$ 进行计算分析。

将 I_h 进行化简如下：

$$
\begin{aligned}
I_h &= \mu_h - \lambda_h \\
&= \lambda_h \left(\frac{1}{\rho_2} - 1 \right) \\
&= (\lambda_2 + \lambda_3) \left[\frac{1}{\dfrac{\lambda_2}{\mu_2} + \dfrac{\lambda_3}{\mu_3}} - 1 \right] \\
&= (\lambda_2 + \lambda_3) \cdot \frac{\mu_2 \mu_3}{\lambda_2 \mu_3 + \lambda_3 \mu_2} - (\lambda_2 + \lambda_3)
\end{aligned}
\qquad (5-20)
$$

$$
\begin{aligned}
\frac{\mathrm{d} I_h}{\mathrm{d} \lambda_3} &= \frac{\mu_2 \mu_3 \left[(\lambda_2 \mu_3 + \lambda_3 \mu_2) - (\lambda_2 + \lambda_3) \mu_2 \right]}{(\lambda_2 \mu_3 + \lambda_3 \mu_2)^2} - 1 \\
&= -\frac{\lambda_2 \mu_2 \mu_3 (\mu_2 - \mu_3)}{(\lambda_2 \mu_3 + \lambda_3 \mu_2)^2} - 1
\end{aligned}
\qquad (5-21)
$$

$$
\begin{aligned}
\frac{\mathrm{d}^2 I_h}{\mathrm{d} \lambda_3^2} &= -\lambda_2 \mu_2 \mu_3 (\mu_2 - \mu_3) (\lambda_2 \mu_3 + \lambda_3 \mu_2)^{-3} (-2) \mu_2 \\
&= \frac{2 \lambda_2 \mu_2^2 \mu_3 (\mu_2 - \mu_3)}{(\lambda_2 \mu_3 + \lambda_3 \mu_2)^3}
\end{aligned}
\qquad (5-22)
$$

当给定条件 $\mu_2 \geq \mu_3$ 时，$\dfrac{d^2 I_h}{d\lambda_3^2} \geq 0$，$\dfrac{dI_h}{d\lambda_3} < 0$。此时，$I_h$ 是 λ_3 的减函数，且为凸函数。

结合式（5-11）可将 L_h 表达式化简如下：

$$L_h = \frac{\lambda_h\left(\frac{\lambda_2}{\mu_2^2}+\frac{\lambda_3}{\mu_3^2}\right)}{1-\left(\frac{\lambda_2}{\mu_2}+\frac{\lambda_3}{\mu_3}\right)} + \left(\frac{\lambda_2}{\mu_2}+\frac{\lambda_3}{\mu_3}\right) \tag{5-23}$$

$$= \frac{(\lambda_2+\lambda_3)(\lambda_2\mu_3^2+\lambda_3\mu_2^2)}{\mu_2\mu_3(\mu_2\mu_3-\lambda_2\mu_3-\lambda_3\mu_2)} + \frac{\lambda_2}{\mu_2}+\frac{\lambda_3}{\mu_3}$$

$$\frac{dL_h}{d\lambda_3} = \frac{(\lambda_2\mu_3^2+\lambda_3\mu_2^2+\lambda_2\mu_2^2+\lambda_3\mu_2^2)(\mu_2\mu_3-\lambda_2\mu_3-\lambda_3\mu_2)}{\mu_2\mu_3(\mu_2\mu_3-\lambda_2\mu_3-\lambda_3\mu_2)^2} -$$

$$\frac{(\lambda_2+\lambda_3)(\lambda_2\mu_3^2+\lambda_3\mu_2^2)(-\mu_2)}{\mu_2\mu_3(\mu_2\mu_3-\lambda_2\mu_3-\lambda_3\mu_2)^2} + \frac{1}{\mu_3} \tag{5-24}$$

$$= \frac{1}{\mu_2\mu_3}\left[\frac{\lambda_2\mu_2^2+\lambda_2\mu_3^2+2\lambda_3\mu_2^2}{\mu_2\mu_3-\lambda_2\mu_3-\lambda_3\mu_2} + \frac{\mu_2(\lambda_2+\lambda_3)(\lambda_2\mu_3^2+\lambda_3\mu_2^2)}{(\mu_2\mu_3-\lambda_2\mu_3-\lambda_3\mu_2)^2}+\mu_2\right] > 0$$

$$\frac{d^2L_h}{d\lambda_3^2} = \frac{2\mu_2^2(\mu_2\mu_3-\lambda_2\mu_3-\lambda_3\mu_2)-(\lambda_2\mu_2^2+\lambda_2\mu_3^2+2\lambda_3\mu_2^2)(-\mu_2)}{\mu_2\mu_3(\mu_2\mu_3-\lambda_2\mu_3-\lambda_3\mu_2)^2} +$$

$$\frac{(\lambda_2\mu_2^2+\lambda_2\mu_3^2+2\lambda_3\mu_2^2)(\mu_2\mu_3-\lambda_2\mu_3-\lambda_3\mu_2)^2}{\mu_3(\mu_2\mu_3-\lambda_2\mu_3-\lambda_3\mu_2)^4} -$$

$$\frac{2(\lambda_2+\lambda_3)(\lambda_2\mu_3^2+\lambda_3\mu_2^2)(\mu_2\mu_3-\lambda_2\mu_3-\lambda_3\mu_2)(-\mu_2)}{\mu_3(\mu_2\mu_3-\lambda_2\mu_3-\lambda_3\mu_2)^4}$$

$$= \frac{2\mu_2^2\mu_3-2\lambda_2\mu_2\mu_3+\lambda_2\mu_2^2+\lambda_2\mu_3^2}{\mu_3(\mu_2\mu_3-\lambda_2\mu_3-\lambda_3\mu_2)^2} + \tag{5-25}$$

$$\frac{(\lambda_2\mu_2^2+\lambda_2\mu_3^2+2\lambda_3\mu_2^2)(\mu_2\mu_3-\lambda_2\mu_3-\lambda_3\mu_2)}{\mu_3(\mu_2\mu_3-\lambda_2\mu_3-\lambda_3\mu_2)^3} +$$

$$\frac{2\mu_2(\lambda_2+\lambda_3)(\lambda_2\mu_3^2+\lambda_3\mu_2^2)}{\mu_3(\mu_2\mu_3-\lambda_2\mu_3-\lambda_3\mu_2)^3}$$

$$= \frac{2(\mu_2^2\mu_3-\lambda_2\mu_2\mu_3+\lambda_2\mu_2^2+\lambda_2\mu_3^2+\lambda_3\mu_2^2)(\mu_2\mu_3-\lambda_2\mu_3-\lambda_3\mu_2)}{\mu_3(\mu_2\mu_3-\lambda_2\mu_3-\lambda_3\mu_2)^3} +$$

$$\frac{2\mu_2(\lambda_2+\lambda_3)(\lambda_2\mu_3^2+\lambda_3\mu_2^2)}{\mu_3(\mu_2\mu_3-\lambda_2\mu_3-\lambda_3\mu_2)^3} > 0$$

由式（5-24）和式（5-25）可知，L_h 是 λ_3 的增函数，且为凸函数。

因此：

$$\frac{\partial^2 G}{\partial \lambda_3^2} = -c_i \frac{d^2 I_h}{d\lambda_3^2} - c_w \frac{d^2 L_h}{d\lambda_3^2} < 0 \qquad (5-26)$$

此外还有：

$$\frac{\partial^2 G}{\partial c_t^2} = 0 \leqslant 0 \qquad (5-27)$$

由式（5-26）和（5-27）综合可得，当 $\mu_2 \geqslant \mu_3$ 时，$G(c_t, \lambda_3)$ 是关于 c_t 和 λ_3 的凹函数。

本书的后续分析均采用 $\mu_2 \geqslant \mu_3$ 这一条件。

接下来，定义两条转换曲线，令：

$$\lambda_3(c_t) = \sup\left\{\lambda_3 : \frac{\partial F(c_t, \lambda_3)}{\partial \lambda_3} \geqslant 0\right\} \qquad (5-28)$$

$$c_t(\lambda_3) = \sup\left\{c_t : \frac{\partial G(c_t, \lambda_3)}{\partial \lambda_3} \geqslant 0\right\} \qquad (5-29)$$

式（5-28）和式（5-29）中，sup 为上确界，图 5.2 为两条转换曲线示意图。

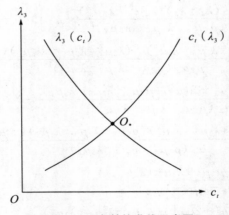

图 5.2　两条转换曲线示意图

对 CT1 而言，随着转移量增加到一定程度，使得 $\frac{\partial F}{\partial \lambda_3}$ 从正数减少为 0 时，CT1 设备管理者才会停止转移门诊患者；同样的，随着 λ_3 的增大，$\frac{\partial G}{\partial \lambda_3}$ 从正数减少至 0，CT2 才会停止接收转移的患者。

定理 5.1　（1）$\lambda_3(c_t)$ 是 c_t 的减函数。

　　　　　　（2）当 $\mu_2 \geqslant \mu_3$ 时，$c_t(\lambda_3)$ 是 λ_3 的增函数。

证明　由 $\lambda_3(c_t)$ 的定义，可得：

$$\frac{\partial F(c_t, \lambda_3(c_t))}{\partial \lambda_3} \geqslant 0 \qquad (5-30)$$

由于 F 为子模函数，$\dfrac{\partial F(c_t, \lambda_3)}{\partial \lambda_3}$ 随着 c_t 的增大而减小。因此，$\forall \bar{c}_t \leqslant c_t$，有：

$$\frac{\partial F(\bar{c}_t, \lambda_3(c_t))}{\partial \lambda_3} \geqslant 0 \qquad (5-31)$$

类似的，由于 F 为凹函数，$\dfrac{\partial F(c_t, \lambda_3)}{\partial \lambda_3}$ 随着 λ_3 的增大而减小。因此，根据 $\lambda_3(\bar{c}_t)$ 的定义，可得 $\lambda_3(\bar{c}_t) \geqslant \lambda_3(c_t)$。定理 5.1（1）得证。

然后证明定理 5.1（2）。由 $c_t(\lambda_3)$ 的定义，可得：

$$\frac{\partial G(c_t(\lambda_3), \lambda_3)}{\partial \lambda_3} \geqslant 0 \qquad (5-32)$$

当 $\mu_2 \geqslant \mu_3$ 时，G 为凹函数，$\dfrac{\partial G(c_t, \lambda_3)}{\partial \lambda_3}$ 随着 λ_3 的增大而减小。因此，$\forall \bar{\lambda}_3 \leqslant \lambda_3$，有：

$$\frac{\partial G(c_t(\lambda_3), \bar{\lambda}_3)}{\partial \lambda_3} \geqslant 0 \qquad (5-33)$$

类似的，由于 G 为超模函数，$\dfrac{\partial G(c_t, \lambda_3)}{\partial \lambda_3}$ 随着 c_t 的增大而增大，因此，必有 $c_t(\bar{\lambda}_3) \leqslant c_t(\lambda_3)$。综上所述，定理 5.1（2）得证。

5.2.3　最优策略

接下来讨论最优策略（图 5.2 中 O_*）的存在性及唯一性。

引理 5.3　由式（5-28）和式（5-29）确定的两条转换曲线决定了唯一最优解 O_*。

证明　令：

$$\frac{\partial F(c_t, \lambda_3)}{\partial \lambda_3} = \frac{\partial G(c_t, \lambda_3)}{\partial \lambda_3} = 0 \qquad (5-34)$$

可得：

$$-\frac{c_w \mathrm{d} L_1}{\mathrm{d} \lambda_3} = c_i \left(\frac{\mathrm{d} I_h}{\mathrm{d} \lambda_3} + 1 \right) + \frac{c_w \mathrm{d} L_h}{\mathrm{d} \lambda_3} = c_t - c_s + c_i \qquad (5-35)$$

令：

$$K(\lambda_3) = -\frac{c_w \mathrm{d} L_1}{\mathrm{d} \lambda_3} - c_i \left(\frac{\mathrm{d} I_h}{\mathrm{d} \lambda_3} + 1 \right) - \frac{c_w \mathrm{d} L_h}{\mathrm{d} \lambda_3} \qquad (5-36)$$

由于两个排队系统的服务强度 $\rho_1 < 1$，$\rho_2 < 1$，可以得到 λ_3 的定义域为：

$$\lambda_1 - \mu_1 < \lambda_3 < \mu_3 - \frac{\lambda_2 \mu_3}{\mu_2} \tag{5-37}$$

由于 $K(\lambda_3)$ 在上述定义域上连续，且有：

$$\lim_{\lambda_3 \to (\lambda_1 - \mu_1)^+} K(\lambda_3) > 0 \tag{5-38}$$

$$\lim_{\lambda_3 \to \left(\mu_3 - \frac{\lambda_2 \mu_3}{\mu_2}\right)^-} K(\lambda_3) < 0 \tag{5-39}$$

并且有：

$$\frac{dK(\lambda_3)}{d\lambda_3} = -\frac{c_w d^2 L_1}{d\lambda_3^2} - \frac{c_w d^2 L_h}{d\lambda_3^2} - \frac{c_i d^2 I_h}{d\lambda_3^2} < 0 \tag{5-40}$$

故 $K(\lambda_3)$ 在上述定义域上连续且单调递减，因此 $K(\lambda_3) = 0$ 有唯一解 λ_3^*，进而根据式（5-34）得到最优的 c_t^*。因此 O_* 的存在性和唯一性得证。

定理 5.2 当 $\mu_2 \geqslant \mu_3$ 时，唯一最优点 $O_*(c_t^*, \lambda_3^*)$ 由式（5-34）确定。

证明 根据以上分析可得定理 5.2。

由于运算的复杂性，本节对一般情况下 O_* 的表达式不做推导，将在后续的数值算例中进行具体分析。接下来对表 5.1 中 Case 1～Case 3 的特殊情况进行讨论，以提供一个完整的框架。

5.2.3.1 Case 3 情况下的最优策略

在 Case 3 情况下，有 $\mu_2 = \mu_3$ 成立，上述引理和定理同样成立。此时，CT2 上的服务队列既为 $M/H_2/1$ 模型，也为 $M/M/1$ 模型。式（5-34）可化简为如下形式：

$$\frac{\mu_1}{(\mu_1 - \lambda_1 + \lambda_3)^2} = \frac{\mu_2}{(\mu_2 - \lambda_2 - \lambda_3)^2} = \frac{c_t + c_i - c_s}{c_w} \tag{5-41}$$

定理 5.3 当 $\mu_2 = \mu_3$ 时，唯一最优点 $O_*(c_t^*, \lambda_3^*)$ 为：

$$\begin{cases} c_t^* = c_s - c_i + \dfrac{c_w (\sqrt{\mu_1} + \sqrt{\mu_2})^2}{(\mu_1 + \mu_2 - \lambda_1 - \lambda_2)^2} \\ \lambda_3^* = \dfrac{\sqrt{\mu_1}(\mu_2 - \lambda_2) - \sqrt{\mu_2}(\mu_1 - \lambda_1)}{\sqrt{\mu_1} + \sqrt{\mu_2}} \end{cases} \tag{5-42}$$

证明 定理 5.3 可由式（5-41）计算得到。

虽然两方可以在同一点达到最优，但一般而言，初始决策点并不总是在最优点上。接下来讨论在给定初始决策点的情况下，CT1 和 CT2 管理者将采取何种行动，以实现期望收益最大化的目标。

两条转换曲线及区域划分图如图 5.3 所示，两条转换曲线将整个区域划分为 4 个部分，两方在每个不同区域的最优决策不同。

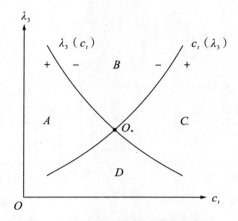

图 5.3　两条转换曲线及区域划分图

很显然，初始决策点所在区域和 CT 两方的决策顺序不会影响最终结果。假设初始决策点 $O_0(c_t^0, \lambda_3^0)$ 在区域 A，属于两条曲线的左侧。图 5.4 为最终决策结果示意图。首先，假定 CT1 管理者先采取行动，由于在此区域，$\dfrac{\partial F}{\partial \lambda_3} > 0$，因此会提高 λ_3 直到 $\dfrac{\partial F}{\partial \lambda_3} = 0$，即图 5.4 中 O_1 点。其次，CT2 管理者提高 c_t 以增加收益，此时 $\dfrac{\partial G}{\partial \lambda_3}$ 由负变为 0，使得决策点转移至 O_2。再次，在一个较高的成本 c_t 下，CT1 管理者通过降低 λ_3 来减少成本，直到 $\dfrac{\partial F}{\partial \lambda_3}$ 从负变到 0，即为 O_3 点。最后，CT2 管理者采取降低 c_t 的策略以诱导 CT1 管理者增加转移量，此时决策点到达 O_4。最终，CT1 管理者通过增加转移量以提高服务质量，此时决策点到达 O_5。双方行动和决策次序如图 5.5 所示。新一轮的决策类似进行。值得注意的是，在不停进行的双方动态交互决策过程中，双方最终达成的决策结果可能在一个点、多个点或存在双方不能达成一致的情况，分别对应图 5.4(a)～图 5.4(c)。

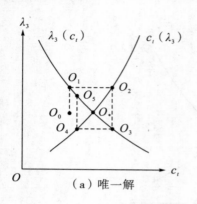

（a）唯一解

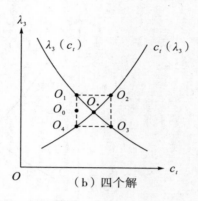

（b）四个解

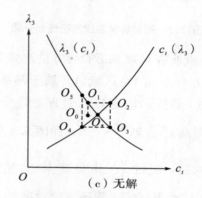

（c）无解

图 5.4　最终决策结果示意图

$$O_0 \xrightarrow[CT_1]{\uparrow \lambda_3} O_1 \xrightarrow[CT_2]{\uparrow c_t} O_2 \xrightarrow[CT_1]{\downarrow \lambda_3} O_3 \xrightarrow[CT_2]{\downarrow c_t} O_4 \xrightarrow[CT_1]{\uparrow \lambda_3} O_5$$

图 5.5　双方行动和决策次序

在证明了最优点存在且唯一的情况下，本节探讨了双方决策的动态变化过程，接下来分析在何种条件下才能保证双方的最终决策结果达成一致，并收敛于 O_*。

定理 5.4　给定任意不同于 O_* (c_t^*, λ_3^*) 的初始决策点 O_0 (c_t^0, λ_3^0)，双方能够达成一致且使得最终决策结果收敛于 O_* 的充要条件是 $\mu_1 < \mu_2$。

证明　借鉴经济学的蛛网模型对此问题进行证明。

在 O_* 附近任取一个很小的邻域，假定双方此时的决策点分别为 O_k (c_t^k, λ_3^k) 和 O_{k+1} $(c_t^{k+1}, \lambda_3^{k+1})$，分别位于对应的转换曲线上，且在这两点的斜率分别为 α 和 β。很显然，$\alpha < 0$，$\beta > 0$，定理 5.4 证明示意图如图 5.6 所示。

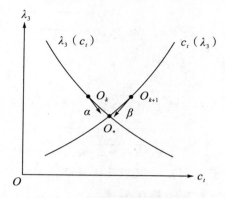

图 5.6　定理 5.4 证明示意图

根据上述分析，以下等式成立：

$$\lambda_3^k = \lambda_3^{k+1} \tag{5-43}$$

$$\lambda_3^k - \lambda_3^* = \alpha(c_t^k - c_t^*) \tag{5-44}$$

$$\lambda_3^{k+1} - \lambda_3^* = \beta(c_t^{k+1} - c_t^*) \tag{5-45}$$

$$c_t^{k+1} - c_t^* = \frac{\alpha}{\beta}(c_t^k - c_t^*) \tag{5-46}$$

进而通过迭代递推的方式，有：

$$c_t^{k+1} - c_t^* = \left(\frac{\alpha}{\beta}\right)^k (c_t^1 - c_t^*) \tag{5-47}$$

由于式（5-47）中 c_t^1 是预先设定的，c_t^* 也是固定值，因此当 $k \to +\infty$ 时，$c_t^{k+1} \to c_t^*$ 的条件是 $\left|\dfrac{\alpha}{\beta}\right| < 1$。因此，$|\alpha| < \beta$ 是 c_t^{k+1} 收敛于 c_t^* 的充要条件。而 α 和 β 是曲线 $\dfrac{\partial F(c_t, \lambda_3)}{\partial \lambda_3} = 0$ 在 O_k 处以及曲线 $\dfrac{\partial G(c_t, \lambda_3)}{\partial \lambda_3} = 0$ 的反函数在 O_{k+1} 处对 c_t 的一阶导数。

因此有：

$$\lambda_3 = \lambda_1 - \mu_1 + \sqrt{\frac{c_w \mu_1}{c_t - c_s + c_i}} \tag{5-48}$$

$$\alpha = \frac{\mathrm{d}\lambda_3}{\mathrm{d}c_t}$$

$$= -\frac{1}{2}\sqrt{c_w \mu_1}(c_t - c_s + c_i)^{-\frac{3}{2}} \tag{5-49}$$

$$= -\sqrt{\frac{c_w \mu_1}{4(c_t - c_s + c_i)^3}}$$

以及有：

$$\lambda_3 = \mu_2 - \lambda_2 - \sqrt{\frac{c_w \mu_2}{c_t - c_s + c_i}} \qquad (5-50)$$

$$\begin{aligned}
\beta &= \frac{\mathrm{d}\lambda_3}{\mathrm{d}c_t} \\
&= \frac{1}{2}\sqrt{c_w \mu_2}\,(c_t - c_s + c_i)^{-\frac{3}{2}} \\
&= \sqrt{\frac{c_w \mu_2}{4\,(c_t - c_s + c_i)^3}}
\end{aligned} \qquad (5-51)$$

由于 $|\alpha| < \beta$，故有 $\mu_1 < \mu_2$，定理 5.4 得证。

5.2.3.2 Case 2 情况下的最优策略

在 Case 2 下，$\mu_1 = \mu_3$ 成立，此时 $\mu_2 \geqslant \mu_3 = \mu_1$。由于 $\mu_2 = \mu_3 = \mu_1$ 的特殊情况将在 Case 1 下讨论，故此小节仅讨论 $\mu_2 > \mu_3 = \mu_1$，根据此条件可以对式（5-34）进行适当简化，但由于运算的复杂性，本节对此情况下 O_* 的表达式不做进一步推导。

5.2.3.3 Case 1 情况下的最优策略

接下来讨论最特殊的情况，即当 $\mu_1 = \mu_2 = \mu_3$ 时，双方的动态决策过程。

根据分析已知，若初始决策点 O_0 与 O_* 不同，双方能够达成一致且使得最终决策结果收敛于 O_* 的充要条件是 $\mu_1 < \mu_2$。那么当 $\mu_1 = \mu_2$ 时，决策双方应该会参照图 5.4（b）中的轨迹进行变化，而不会得到一个稳定的最优点。

定理 5.5　当 $\mu_1 = \mu_2 = \mu_3$ 时，唯一最优点 $O_*(c_t^*, \lambda_3^*)$ 为：

$$\begin{cases}
c_t^* = c_s - c_i + \dfrac{4 c_w \mu_1}{(2\mu_1 - \lambda_1 - \lambda_2)^2} \\
\lambda_3^* = \dfrac{\lambda_1 - \lambda_2}{2}
\end{cases} \qquad (5-52)$$

证明　将 $\mu_1 = \mu_2$ 代入式（5-42）即可得到。

定理 5.6　给定任意不同于 $O_*(c_t^*, \lambda_3^*)$ 的初始决策点 $O_0(c_t^0, \lambda_3^0)$，当 $\mu_1 = \mu_2 = \mu_3$ 时，没有一个稳定的最优点使得双方达成一致。

证明　根据定理 5.4，当 $\mu_1 = \mu_2$ 时，$\beta = |\alpha|$。

故式（5-47）转化为 $c_t^{k+1} - c_t^* = (-1)^k (c_t^1 - c_t^*)$，此时与初始值的选取有关，而不会收敛于 c_t^*。因此定理 5.6 得证。

5.3　集中决策模式下的模型及结构性质

在集中决策模式下，CT1 和 CT2 的管理者不参与决策，只有医院一个主体参与决策，且决策变量仅为 λ_3。本节通过对医院期望总成本的刻画，以成本最小化为目标，对最优解进行分析。

5.3.1 模型建立

医院的目标函数包含两部分：①公平性目标，即所有患者的等待时间；②效率目标，即总空闲时间。通过刻画两队列的等待时间和空闲时间，从而得到目标函数表达式：

$$H(\lambda_3) = c_w L_1 + c_w L_h + c_i P_0^1 \mu_1 + c_i P_0^h \mu_h \tag{5-53}$$

对医院管理者而言，目标为总成本最小化，则有：

$$\min_{\lambda_1 - \mu_1 < \lambda_3 < \mu_3 - \frac{\lambda_2 \mu_3}{\mu_2}} H(\lambda_3) \tag{5-54}$$

5.3.2 结构性质

在集中决策模式下，由于只涉及一个决策变量，因此模型的结构性质可通过计算一阶和二阶导数得到。具体如下：

$$\begin{aligned}
\frac{dH(\lambda_3)}{d\lambda_3} &= \frac{c_w dL_1}{d\lambda_3} + \frac{c_w dL_h}{d\lambda_3} + c_i + \frac{c_i dI_h}{d\lambda_3} \\
&= -\left[\frac{\partial F(c_t, \lambda_3)}{\partial \lambda_3} + \frac{\partial G(c_t, \lambda_3)}{\partial \lambda_3} \right]
\end{aligned} \tag{5-55}$$

$$\frac{d^2 H(\lambda_3)}{d\lambda_3^2} = -\left[\frac{\partial^2 F(c_t, \lambda_3)}{\partial \lambda_3^2} + \frac{\partial^2 G(c_t, \lambda_3)}{\partial \lambda_3^2} \right] \tag{5-56}$$

引理 5.4 当给定 $\mu_2 \geqslant \mu_3$ 时，目标函数 $H(\lambda_3)$ 为关于 λ_3 的凸函数。

证明 结合上节 CT1 和 CT2 双方目标函数的凹性，引理 5.4 得证。

5.3.3 最优策略

定理 5.7 医院的最优策略 λ_3^* 由 $\dfrac{dH(\lambda_3)}{d\lambda_3} = 0$ 确定。

证明 由于 $H(\lambda_3)$ 为凸函数，存在全局最小值。令其一阶导数为 0，即可得到唯一最优解。

由于最优解的表达式比较复杂，本节不对 λ_3^* 的具体表达式进行推导。结合前面的研究可以发现，此最优解与分散决策模式下的最优解一致。因此，下面仅对分散决策模式下的最优策略进行灵敏度分析和数值算例分析。

5.4 灵敏度分析

接下来对最优策略进行灵敏度分析，即研究在其他系统参数变动时，最优策略的变动规律。

引理 5.5 最优策略 $O_*(c_t^*, \lambda_3^*)$ 随着系统运行指标和成本相关指标的变化规律为：

(1) $\dfrac{\partial c_t^*}{\partial \lambda_1} > 0$，$\dfrac{\partial \lambda_3^*}{\partial \lambda_1} > 0$；

(2) $\dfrac{\partial c_t^*}{\partial \lambda_2}$ 和 $\dfrac{\partial \lambda_3^*}{\partial \lambda_2}$ 的正负与初始参数设置有关，且两者呈反向变动关系，即 $\dfrac{\partial c_t^*}{\partial \lambda_2} \cdot \dfrac{\partial \lambda_3^*}{\partial \lambda_2} \leqslant 0$；

(3) $\dfrac{\partial c_t^*}{\partial \mu_1} < 0$，$\dfrac{\partial \lambda_3^*}{\partial \mu_1} < 0$；

(4) $\dfrac{\partial c_t^*}{\partial \mu_2} < 0$，$\dfrac{\partial \lambda_3^*}{\partial \mu_2} > 0$；

(5) $\dfrac{\partial c_t^*}{\partial \mu_3}$ 和 $\dfrac{\partial \lambda_3^*}{\partial \mu_3}$ 的正负与初始参数设置有关，且两者呈反向变动关系，即 $\dfrac{\partial c_t^*}{\partial \mu_3} \cdot \dfrac{\partial \lambda_3^*}{\partial \mu_3} \leqslant 0$；

(6) $\dfrac{\partial c_t^*}{\partial p} = 0$，$\dfrac{\partial \lambda_3^*}{\partial p} = 0$；

(7) $\dfrac{\partial c_t^*}{\partial c_s} > 0$，$\dfrac{\partial \lambda_3^*}{\partial c_s} = 0$；

(8) $\dfrac{\partial c_t^*}{\partial c_i} < 0$，$\dfrac{\partial \lambda_3^*}{\partial c_i} \geqslant 0$；

(9) $\dfrac{\partial c_t^*}{\partial c_w} > 0$；当 $\dfrac{\partial L_h}{\partial \lambda_3} + \dfrac{\partial L_1}{\partial \lambda_3} \geqslant 0$ 时，$\dfrac{\partial \lambda_3^*}{\partial c_w} \leqslant 0$；当 $\dfrac{\partial L_h}{\partial \lambda_3} + \dfrac{\partial L_1}{\partial \lambda_3} < 0$ 时，$\dfrac{\partial \lambda_3^*}{\partial c_w} > 0$。

当达到均衡时，可得：

$$\begin{cases} \dfrac{\partial F(c_t, \lambda_3)}{\partial \lambda_3} = 0 \\[2mm] \dfrac{\partial G(c_t, \lambda_3)}{\partial \lambda_3} = 0 \end{cases} \tag{5-57}$$

进一步地，可转化为函数形式和一般形式：

$$\begin{cases} f(c_t,\ \lambda_3)=0 \\ g(c_t,\ \lambda_3)=0 \end{cases} \tag{5-58}$$

$$\begin{cases} -c_t+c_s-c_i-c_w\dfrac{\mathrm{d}L_1}{\mathrm{d}\lambda_3}=0 \\ c_t-c_s-c_i\dfrac{\mathrm{d}I_h}{\mathrm{d}\lambda_3}-c_w\dfrac{\mathrm{d}L_h}{\mathrm{d}\lambda_3}=0 \end{cases} \tag{5-59}$$

5.4.1 最优解随系统运行指标的变化规律

5.4.1.1 最优解随需求变动规律

1. λ_1

由隐函数存在定理，可知其偏导数所组成的函数行列式（Jacobi 式）J 为：

$$\begin{aligned}
\boldsymbol{J} &= \left| \frac{\partial (f,\ g)}{\partial (c_t,\ \lambda_3)} \right| \\[2mm]
&= \left| \begin{matrix} \dfrac{\partial f}{\partial c_t} & \dfrac{\partial f}{\partial \lambda_3} \\[3mm] \dfrac{\partial g}{\partial c_t} & \dfrac{\partial g}{\partial \lambda_3} \end{matrix} \right| \\[4mm]
&= \left| \begin{matrix} -1 & \left(-\dfrac{c_w \partial^2 L_1}{\partial \lambda_3^2} \right) \\[3mm] 1 & \left(-\dfrac{c_i \partial^2 I_h}{\partial \lambda_3^2} -\dfrac{c_w \partial^2 L_h}{\partial \lambda_3^2} \right) \end{matrix} \right| \\[4mm]
&= \frac{c_i \partial^2 I_h}{\partial \lambda_3^2} + \frac{c_w \partial^2 L_h}{\partial \lambda_3^2} + \frac{c_w \partial^2 L_1}{\partial \lambda_3^2} > 0
\end{aligned} \tag{5-60}$$

因此，c_t^* 对 λ_1 的偏导数为：

$$\begin{aligned}
\frac{\partial c_t^*}{\partial \lambda_1} &= -\frac{1}{\boldsymbol{J}} \left| \begin{matrix} \dfrac{\partial f}{\partial \lambda_1} & \dfrac{\partial f}{\partial \lambda_3} \\[3mm] \dfrac{\partial g}{\partial \lambda_1} & \dfrac{\partial g}{\partial \lambda_3} \end{matrix} \right| \\[4mm]
&= -\frac{1}{\boldsymbol{J}} \left| \begin{matrix} \left(-\dfrac{c_w \partial^2 L_1}{\partial \lambda_3 \partial \lambda_1} \right) & \left(-\dfrac{c_w \partial^2 L_1}{\partial \lambda_3^2} \right) \\[3mm] 0 & \left(-\dfrac{c_i \partial^2 I_h}{\partial \lambda_3^2} -\dfrac{c_w \partial^2 L_h}{\partial \lambda_3^2} \right) \end{matrix} \right| \\[4mm]
&= -\frac{1}{\boldsymbol{J}} \cdot \frac{c_w \partial^2 L_1}{\partial \lambda_3 \partial \lambda_1} \cdot \left(\frac{c_i \partial^2 I_h}{\partial \lambda_3^2} + \frac{c_w \partial^2 L_h}{\partial \lambda_3^2} \right)
\end{aligned} \tag{5-61}$$

由于：

$$\frac{\partial^2 L_1}{\partial \lambda_3 \partial \lambda_1} = \frac{-2\mu_1}{(\mu_1 - \lambda_1 + \lambda_3)^3} < 0 \qquad (5-62)$$

故可知：

$$\frac{\partial c_t^*}{\partial \lambda_1} > 0 \qquad (5-63)$$

同样的，λ_3^* 对 λ_1 的偏导数为：

$$
\begin{aligned}
\frac{\partial \lambda_3^*}{\partial \lambda_1} &= -\frac{1}{J}
\begin{vmatrix}
\dfrac{\partial f}{\partial c_t} & \dfrac{\partial f}{\partial \lambda_1} \\[2mm]
\dfrac{\partial g}{\partial c_t} & \dfrac{\partial g}{\partial \lambda_1}
\end{vmatrix} \\[3mm]
&= -\frac{1}{J}
\begin{vmatrix}
-1 & \left(-\dfrac{c_w \partial^2 L_1}{\partial \lambda_3 \partial \lambda_1} \right) \\[2mm]
1 & 0
\end{vmatrix} \\[3mm]
&= -\frac{1}{J} \cdot \frac{c_w \partial^2 L_1}{\partial \lambda_3 \partial \lambda_1} > 0
\end{aligned}
\qquad (5-64)
$$

结合以上分析，有 $\dfrac{\partial c_t^*}{\partial \lambda_1} > 0$，$\dfrac{\partial \lambda_3^*}{\partial \lambda_1} > 0$。

2. λ_2

接下来分析，最优策略随 λ_2 变化的情况。

由于 c_t^* 对 λ_2 的偏导数为：

$$
\begin{aligned}
\frac{\partial c_t^*}{\partial \lambda_2} &= -\frac{1}{J}
\begin{vmatrix}
\dfrac{\partial f}{\partial \lambda_2} & \dfrac{\partial f}{\partial \lambda_3} \\[2mm]
\dfrac{\partial g}{\partial \lambda_2} & \dfrac{\partial g}{\partial \lambda_3}
\end{vmatrix} \\[3mm]
&= -\frac{1}{J}
\begin{vmatrix}
0 & \left(-\dfrac{c_w \partial^2 L_1}{\partial \lambda_3^2} \right) \\[3mm]
\left(-\dfrac{c_i \partial^2 I_h}{\partial \lambda_3 \partial \lambda_2} - \dfrac{c_w \partial^2 L_h}{\partial \lambda_3 \partial \lambda_2} \right) & \left(-\dfrac{c_i \partial^2 I_h}{\partial \lambda_3^2} - \dfrac{c_w \partial^2 L_h}{\partial \lambda_3^2} \right)
\end{vmatrix} \\[3mm]
&= \frac{1}{J} \cdot \frac{c_w \partial^2 L_1}{\partial \lambda_3^2} \cdot \left(\frac{c_i \partial^2 I_h}{\partial \lambda_3 \partial \lambda_2} + \frac{c_w \partial^2 L_h}{\partial \lambda_3 \partial \lambda_2} \right)
\end{aligned}
$$

$$\qquad (5-65)$$

其中：

$$\frac{\partial^2 I_h}{\partial \lambda_3 \partial \lambda_2} = -\mu_2 \mu_3 (\mu_2 - \mu_3) \left[\frac{1}{(\lambda_2 \mu_3 + \lambda_3 \mu_2)^2} - \frac{2\lambda_2 \mu_3}{(\lambda_2 \mu_3 + \lambda_3 \mu_2)^3} \right]$$

$$(5-66)$$

$$= \frac{-\mu_2 \mu_3 (\mu_2 - \mu_3)(\lambda_3 \mu_2 - \lambda_2 \mu_3)}{(\lambda_2 \mu_3 + \lambda_3 \mu_2)^3}$$

$$\frac{\partial^2 L_h}{\partial \lambda_3 \partial \lambda_2} = \frac{1}{\mu_2 \mu_3} \cdot \frac{(\mu_2^2 + \mu_3^2)(\mu_2 \mu_3 - \lambda_2 \mu_3 - \lambda_3 \mu_2) + \mu_3 (\lambda_2 \mu_3^2 + \lambda_2 \mu_2^2 + 2\lambda_3 \mu_2^2)}{(\mu_2 \mu_3 - \lambda_2 \mu_3 - \lambda_3 \mu_2)^2} +$$

$$\frac{1}{\mu_3} \cdot \frac{(\lambda_2 \mu_3^2 + \lambda_3 \mu_2^2 + \lambda_2 \mu_3^2 + \lambda_3 \mu_3^2)}{(\mu_2 \mu_3 - \lambda_2 \mu_3 - \lambda_3 \mu_2)^2} +$$

$$\frac{2(\lambda_2 + \lambda_3)(\lambda_2 \mu_3^2 + \lambda_3 \mu_2^2)}{(\mu_2 \mu_3 - \lambda_2 \mu_3 - \lambda_3 \mu_2)^3}$$

$$(5-67)$$

$$= \frac{\mu_2^2 + \mu_3^2 + 2\lambda_2 \mu_3 + 2\lambda_3 \mu_2}{(\mu_2 \mu_3 - \lambda_2 \mu_3 - \lambda_3 \mu_2)^2} + \frac{2(\lambda_2 + \lambda_3)(\lambda_2 \mu_3^2 + \lambda_3 \mu_2^2)}{(\mu_2 \mu_3 - \lambda_2 \mu_3 - \lambda_3 \mu_2)^3} > 0$$

故当 $\frac{c_i}{} \frac{\partial^2 I_h}{\partial \lambda_3 \partial \lambda_2} + \frac{c_w}{} \frac{\partial^2 L_h}{\partial \lambda_3 \partial \lambda_2} \geq 0$ 时，$\frac{\partial c_t^*}{\partial \lambda_2} \geq 0$；当 $\frac{c_i}{} \frac{\partial^2 I_h}{\partial \lambda_3 \partial \lambda_2} + \frac{c_w}{} \frac{\partial^2 L_h}{\partial \lambda_3 \partial \lambda_2} < 0$

时，$\frac{\partial c_t^*}{\partial \lambda_2} < 0$。

同样的，λ_3^* 对 λ_2 的偏导数为：

$$\frac{\partial \lambda_3^*}{\partial \lambda_2} = -\frac{1}{J} \begin{vmatrix} \dfrac{\partial f}{\partial c_t} & \dfrac{\partial f}{\partial \lambda_2} \\[2mm] \dfrac{\partial g}{\partial c_t} & \dfrac{\partial g}{\partial \lambda_2} \end{vmatrix}$$

$$= -\frac{1}{J} \begin{vmatrix} -1 & 0 \\[2mm] 1 & \left(-\dfrac{c_i}{} \dfrac{\partial^2 I_h}{\partial \lambda_3 \partial \lambda_2} - \dfrac{c_w}{} \dfrac{\partial^2 L_h}{\partial \lambda_3 \partial \lambda_2} \right) \end{vmatrix}$$

$$(5-68)$$

$$= -\frac{1}{J} \cdot \left(\frac{c_i}{} \frac{\partial^2 I_h}{\partial \lambda_3 \partial \lambda_2} + \frac{c_w}{} \frac{\partial^2 L_h}{\partial \lambda_3 \partial \lambda_2} \right)$$

故当 $\frac{c_i}{} \frac{\partial^2 I_h}{\partial \lambda_3 \partial \lambda_2} + \frac{c_w}{} \frac{\partial^2 L_h}{\partial \lambda_3 \partial \lambda_2} \geq 0$ 时，$\frac{\partial \lambda_3^*}{\partial \lambda_2} \leq 0$；当 $\frac{c_i}{} \frac{\partial^2 I_h}{\partial \lambda_3 \partial \lambda_2} + \frac{c_w}{} \frac{\partial^2 L_h}{\partial \lambda_3 \partial \lambda_2} < 0$

时，$\frac{\partial \lambda_3^*}{\partial \lambda_2} > 0$。

因此：

$$\frac{\partial c_t^*}{\partial \lambda_2} \cdot \frac{\partial \lambda_3^*}{\partial \lambda_2} \leq 0 \qquad (5-69)$$

5.4.1.2 最优解随服务速率变动规律

1. μ_1

由于 c_t^* 对 μ_1 的偏导数为：

$$\frac{\partial c_t^*}{\partial \mu_1} = -\frac{1}{J} \begin{vmatrix} \dfrac{\partial f}{\partial \mu_1} & \dfrac{\partial f}{\partial \lambda_3} \\[2mm] \dfrac{\partial g}{\partial \mu_1} & \dfrac{\partial g}{\partial \lambda_3} \end{vmatrix}$$

$$= -\frac{1}{J} \begin{vmatrix} \left(-\dfrac{c_w \partial^2 L_1}{\partial \lambda_3 \partial \mu_1}\right) & \left(-\dfrac{c_w \partial^2 L_1}{\partial \lambda_3^2}\right) \\[3mm] 0 & \left(-\dfrac{c_i \partial^2 I_h}{\partial \lambda_3^2} - \dfrac{c_w \partial^2 L_h}{\partial \lambda_3^2}\right) \end{vmatrix} \quad (5-70)$$

$$= -\frac{1}{J} \cdot \frac{c_w \partial^2 L_1}{\partial \lambda_3 \partial \mu_1} \cdot \left(\frac{c_i \partial^2 I_h}{\partial \lambda_3^2} + \frac{c_w \partial^2 L_h}{\partial \lambda_3^2}\right)$$

其中：

$$\frac{\partial^2 L_1}{\partial \lambda_3 \partial \mu_1} = -\left[\frac{(\mu_1 - \lambda_1 + \lambda_3)^2 - 2\mu_1(\mu_1 - \lambda_1 + \lambda_3)}{(\mu_1 - \lambda_1 + \lambda_3)^4}\right]$$

$$= \frac{\mu_1 + \lambda_1 - \lambda_3}{(\mu_1 - \lambda_1 + \lambda_3)^3} > 0 \quad (5-71)$$

故可以得到：

$$\frac{\partial c_t^*}{\partial \mu_1} < 0 \quad (5-72)$$

同样的，λ_3^* 对 μ_1 的偏导数为：

$$\frac{\partial \lambda_3^*}{\partial \mu_1} = -\frac{1}{J} \begin{vmatrix} \dfrac{\partial f}{\partial c_t} & \dfrac{\partial f}{\partial \mu_1} \\[2mm] \dfrac{\partial g}{\partial c_t} & \dfrac{\partial g}{\partial \mu_1} \end{vmatrix}$$

$$= -\frac{1}{J} \begin{vmatrix} -1 & \left(-\dfrac{c_w \partial^2 L_1}{\partial \lambda_3 \partial \mu_1}\right) \\[3mm] 1 & 0 \end{vmatrix} \quad (5-73)$$

$$= -\frac{1}{J} \cdot \frac{c_w \partial^2 L_1}{\partial \lambda_3 \partial \mu_1} < 0$$

结合以上分析，有 $\dfrac{\partial c_t^*}{\partial \mu_1} < 0$，$\dfrac{\partial \lambda_3^*}{\partial \mu_1} < 0$。

2. μ_2

由于 c_t^* 对 μ_2 的偏导数为：

$$\frac{\partial c_t^*}{\partial \mu_2} = -\frac{1}{J} \begin{vmatrix} \dfrac{\partial f}{\partial \mu_2} & \dfrac{\partial f}{\partial \lambda_3} \\[2mm] \dfrac{\partial g}{\partial \mu_2} & \dfrac{\partial g}{\partial \lambda_3} \end{vmatrix}$$

$$= -\frac{1}{J} \begin{vmatrix} 0 & \left(-c_w \dfrac{\partial^2 L_1}{\partial \lambda_3^2}\right) \\ \left(-c_i \dfrac{\partial^2 I_h}{\partial \lambda_3 \partial \mu_2} - c_w \dfrac{\partial^2 L_h}{\partial \lambda_3 \partial \mu_2}\right) & \left(-c_i \dfrac{\partial^2 I_h}{\partial \lambda_3^2} - c_w \dfrac{\partial^2 L_h}{\partial \lambda_3^2}\right) \end{vmatrix}$$

$$= \frac{1}{J} \cdot c_w \frac{\partial^2 L_1}{\partial \lambda_3^2} \cdot \left(\frac{c_i \partial^2 I_h}{\partial \lambda_3 \partial \mu_2} + \frac{c_w \partial^2 L_h}{\partial \lambda_3 \partial \mu_2}\right) \tag{5-74}$$

其中：

$$\frac{\partial^2 I_h}{\partial \lambda_3 \partial \mu_2} = -\lambda_2 \mu_3 \left[\frac{2\mu_2 - \mu_3}{(\lambda_3 \mu_2 + \lambda_2 \mu_3)^2} + \frac{(\mu_2^2 - \mu_2 \mu_3)(-2\lambda_3)}{(\lambda_3 \mu_2 + \lambda_2 \mu_3)^3}\right]$$

$$= \frac{-\lambda_2 \mu_3^2 (2\lambda_2 \mu_2 - \lambda_2 \mu_3 + \lambda_3 \mu_2)}{(\lambda_3 \mu_2 + \lambda_2 \mu_3)^3} < 0 \tag{5-75}$$

$$\frac{\partial^2 L_h}{\partial \lambda_3 \partial \mu_2} = \frac{2(\lambda_2 + 2\lambda_3)}{\mu_3 (\mu_2 \mu_3 - \lambda_2 \mu_3 - \lambda_3 \mu_2)} -$$

$$\frac{(\lambda_2 \mu_3^2 + \lambda_2 \mu_2^2 + 2\lambda_3 \mu_2^2)(2\mu_2 \mu_3 - \lambda_2 \mu_3 - 2\lambda_3 \mu_2)}{\mu_2^2 \mu_3 (\mu_2 \mu_3 - \lambda_2 \mu_3 - \lambda_3 \mu_2)^2} +$$

$$\frac{2\lambda_2 (\lambda_2 + \lambda_3)(-\lambda_3 \mu_2 - \mu_3^2 + \lambda_3 \mu_3)}{(\mu_2 \mu_3 - \lambda_2 \mu_3 - \lambda_3 \mu_2)^3}$$

$$= \frac{\lambda_2^2 (\mu_3^2 - \mu_2^2)}{\mu_2^2 (\mu_2 \mu_3 - \lambda_2 \mu_3 - \lambda_3 \mu_2)^2} +$$

$$\frac{2\lambda_2 (\lambda_3 \mu_3 - \lambda_3 \mu_2 - \mu_3^2)(\mu_2 \mu_3 - \lambda_2 \mu_3 + \lambda_2 \mu_2)}{\mu_2 (\mu_2 \mu_3 - \lambda_2 \mu_3 - \lambda_3 \mu_2)^3} < 0 \tag{5-76}$$

故可得：

$$\frac{\partial c_t^*}{\partial \mu_2} < 0 \tag{5-77}$$

同样的，λ_3^* 对 μ_2 的偏导数为：

$$\frac{\partial \lambda_3^*}{\partial \mu_2} = -\frac{1}{J} \begin{vmatrix} \dfrac{\partial f}{\partial c_t} & \dfrac{\partial f}{\partial \mu_2} \\ \dfrac{\partial g}{\partial c_t} & \dfrac{\partial g}{\partial \mu_2} \end{vmatrix}$$

$$= -\frac{1}{J} \begin{vmatrix} -1 & 0 \\ 1 & \left(-c_i \dfrac{\partial^2 I_h}{\partial \lambda_3 \partial \mu_2} - c_w \dfrac{\partial^2 L_h}{\partial \lambda_3 \partial \mu_2}\right) \end{vmatrix} \tag{5-78}$$

$$= -\frac{1}{J} \cdot \left(\frac{c_i \partial^2 I_h}{\partial \lambda_3 \partial \mu_2} + \frac{c_w \partial^2 L_h}{\partial \lambda_3 \partial \mu_2}\right) > 0$$

结合以上分析，有 $\dfrac{\partial c_t^*}{\partial \mu_2} < 0$，$\dfrac{\partial \lambda_3^*}{\partial \mu_2} > 0$。

3. μ_3

由于 c_t^* 对 μ_3 的偏导数为：

$$\frac{\partial c_t^*}{\partial \mu_3} = -\frac{1}{J} \begin{vmatrix} \dfrac{\partial f}{\partial \mu_3} & \dfrac{\partial f}{\partial \lambda_3} \\[2ex] \dfrac{\partial g}{\partial \mu_3} & \dfrac{\partial g}{\partial \lambda_3} \end{vmatrix}$$

$$= -\frac{1}{J} \begin{vmatrix} 0 & \left(-\dfrac{c_w \partial^2 L_1}{\partial \lambda_3^2} \right) \\[3ex] \left(-\dfrac{c_i \partial^2 I_h}{\partial \lambda_3 \partial \mu_3} - \dfrac{c_w \partial^2 L_h}{\partial \lambda_3 \partial \mu_3} \right) & \left(-\dfrac{c_i \partial^2 I_h}{\partial \lambda_3^2} - \dfrac{c_w \partial^2 L_h}{\partial \lambda_3^2} \right) \end{vmatrix}$$

$$= \frac{1}{J} \cdot \frac{c_w \partial^2 L_1}{\partial \lambda_3^2} \cdot \left(\frac{c_i \partial^2 I_h}{\partial \lambda_3 \partial \mu_3} + \frac{c_w \partial^2 L_h}{\partial \lambda_3 \partial \mu_3} \right)$$

$$(5-79)$$

故当 $\dfrac{c_i \partial^2 I_h}{\partial \lambda_3 \partial \mu_3} + \dfrac{c_w \partial^2 L_h}{\partial \lambda_3 \partial \mu_3} \geqslant 0$ 时，$\dfrac{\partial c_t^*}{\partial \mu_3} \geqslant 0$；当 $\dfrac{c_i \partial^2 I_h}{\partial \lambda_3 \partial \mu_3} + \dfrac{c_w \partial^2 L_h}{\partial \lambda_3 \partial \mu_3} < 0$

时，$\dfrac{\partial c_t^*}{\partial \mu_3} < 0$。

同样的，λ_3^* 对 μ_3 的偏导数为：

$$\frac{\partial \lambda_3^*}{\partial \mu_3} = -\frac{1}{J} \begin{vmatrix} \dfrac{\partial f}{\partial c_t} & \dfrac{\partial f}{\partial \mu_3} \\[2ex] \dfrac{\partial g}{\partial c_t} & \dfrac{\partial g}{\partial \mu_3} \end{vmatrix} \qquad (5-80)$$

$$= -\frac{1}{J} \begin{vmatrix} -1 & 0 \\[2ex] 1 & \left(-\dfrac{c_i \partial^2 I_h}{\partial \lambda_3 \partial \mu_3} - \dfrac{c_w \partial^2 L_h}{\partial \lambda_3 \partial \mu_3} \right) \end{vmatrix}$$

$$= -\frac{1}{J} \cdot \left(\frac{c_i \partial^2 I_h}{\partial \lambda_3 \partial \mu_3} + \frac{c_w \partial^2 L_h}{\partial \lambda_3 \partial \mu_3} \right)$$

故当 $\dfrac{c_i \partial^2 I_h}{\partial \lambda_3 \partial \mu_3} + \dfrac{c_w \partial^2 L_h}{\partial \lambda_3 \partial \mu_3} \geqslant 0$ 时，$\dfrac{\partial \lambda_3^*}{\partial \mu_3} \leqslant 0$；当 $\dfrac{c_i \partial^2 I_h}{\partial \lambda_3 \partial \mu_3} + \dfrac{c_w \partial^2 L_h}{\partial \lambda_3 \partial \mu_3} < 0$

时，$\dfrac{\partial \lambda_3^*}{\partial \mu_3} > 0$。

因此：

$$\frac{\partial c_t^*}{\partial \mu_3} \cdot \frac{\partial \lambda_3^*}{\partial \mu_3} \leqslant 0 \qquad (5-81)$$

5.4.2 最优解随成本相关指标的变化规律

5.4.2.1 最优解随价格变动规律

由于 c_t^* 对 p 的偏导数为：

$$\frac{\partial c_t^*}{\partial p} = -\frac{1}{J} \begin{vmatrix} \dfrac{\partial f}{\partial p} & \dfrac{\partial f}{\partial \lambda_3} \\[2mm] \dfrac{\partial g}{\partial p} & \dfrac{\partial g}{\partial \lambda_3} \end{vmatrix} = -\frac{1}{J} \begin{vmatrix} 0 & \left(-c_w \dfrac{\partial^2 L_1}{\partial \lambda_3^2}\right) \\[3mm] 0 & \left(-c_i \dfrac{\partial^2 I_h}{\partial \lambda_3^2} - c_w \dfrac{\partial^2 L_h}{\partial \lambda_3^2}\right) \end{vmatrix} = 0$$

$$(5-82)$$

同样的，λ_3^* 对 p 的偏导数为：

$$\frac{\partial \lambda_3^*}{\partial p} = -\frac{1}{J} \begin{vmatrix} \dfrac{\partial f}{\partial c_t} & \dfrac{\partial f}{\partial p} \\[2mm] \dfrac{\partial g}{\partial c_t} & \dfrac{\partial g}{\partial p} \end{vmatrix} = -\frac{1}{J} \begin{vmatrix} -1 & 0 \\ 1 & 0 \end{vmatrix} = 0 \qquad (5-83)$$

结合以上分析，有 $\dfrac{\partial c_t^*}{\partial p} = 0$，$\dfrac{\partial \lambda_3^*}{\partial p} = 0$。

5.4.2.2 最优解随检查成本变动规律

由于 c_t^* 对 c_s 的偏导数为：

$$\frac{\partial c_t^*}{\partial c_s} = -\frac{1}{J} \begin{vmatrix} \dfrac{\partial f}{\partial c_s} & \dfrac{\partial f}{\partial \lambda_3} \\[2mm] \dfrac{\partial g}{\partial c_s} & \dfrac{\partial g}{\partial \lambda_3} \end{vmatrix}$$

$$= -\frac{1}{J} \begin{vmatrix} 1 & \left(-c_w \dfrac{\partial^2 L_1}{\partial \lambda_3^2}\right) \\[3mm] -1 & \left(-c_i \dfrac{\partial^2 I_h}{\partial \lambda_3^2} - c_w \dfrac{\partial^2 L_h}{\partial \lambda_3^2}\right) \end{vmatrix} \qquad (5-84)$$

$$= \frac{1}{J} \left(c_i \dfrac{\partial^2 I_h}{\partial \lambda_3^2} + c_w \dfrac{\partial^2 L_h}{\partial \lambda_3^2} + c_w \dfrac{\partial^2 L_1}{\partial \lambda_3^2} \right) > 0$$

同样的，λ_3^* 对 c_s 的偏导数为：

$$\frac{\partial \lambda_3^*}{\partial c_s} = -\frac{1}{J} \begin{vmatrix} \dfrac{\partial f}{\partial c_t} & \dfrac{\partial f}{\partial c_s} \\[2mm] \dfrac{\partial g}{\partial c_t} & \dfrac{\partial g}{\partial c_s} \end{vmatrix} = -\frac{1}{J} \begin{vmatrix} -1 & 1 \\ 1 & -1 \end{vmatrix} = 0 \qquad (5-85)$$

结合以上分析，有 $\dfrac{\partial c_t^*}{\partial c_s} > 0$，$\dfrac{\partial \lambda_3^*}{\partial c_s} = 0$。

5.4.2.3　最优解随空闲成本变动规律

由于 c_t^* 对 c_i 的偏导数为：

$$\frac{\partial c_t^*}{\partial c_i} = -\frac{1}{J}\begin{vmatrix} \dfrac{\partial f}{\partial c_i} & \dfrac{\partial f}{\partial \lambda_3} \\[3mm] \dfrac{\partial g}{\partial c_i} & \dfrac{\partial g}{\partial \lambda_3} \end{vmatrix}$$

$$= -\frac{1}{J}\begin{vmatrix} -1 & \left(-c_w\dfrac{\partial^2 L_1}{\partial \lambda_3^2}\right) \\[3mm] -\dfrac{\partial I_h}{\partial \lambda_3} & \left(-c_i\dfrac{\partial^2 I_h}{\partial \lambda_3^2}-c_w\dfrac{\partial^2 L_h}{\partial \lambda_3^2}\right) \end{vmatrix} \tag{5-86}$$

$$= -\frac{1}{J}\left(c_i\frac{\partial^2 I_h}{\partial \lambda_3^2}+c_w\frac{\partial^2 L_h}{\partial \lambda_3^2}-\frac{\partial I_h}{\partial \lambda_3}\cdot c_w\frac{\partial^2 L_1}{\partial \lambda_3^2}\right)<0$$

同样的，λ_3^* 对 c_i 的偏导数为：

$$\frac{\partial \lambda_3^*}{\partial c_i} = -\frac{1}{J}\begin{vmatrix} \dfrac{\partial f}{\partial c_t} & \dfrac{\partial f}{\partial c_i} \\[3mm] \dfrac{\partial g}{\partial c_t} & \dfrac{\partial g}{\partial c_i} \end{vmatrix} = -\frac{1}{J}\begin{vmatrix} -1 & -1 \\[3mm] 1 & -\dfrac{\partial I_h}{\partial \lambda_3} \end{vmatrix} = -\frac{1}{J}\left(\frac{\partial I_h}{\partial \lambda_3}+1\right)\geqslant 0$$

$$\tag{5-87}$$

结合以上分析，有 $\dfrac{\partial c_t^*}{\partial c_i}<0$，$\dfrac{\partial \lambda_3^*}{\partial c_i}\geqslant 0$。

5.4.2.4　最优解随等待成本变动规律

由于 c_t^* 对 c_w 的偏导数为：

$$\frac{\partial c_t^*}{\partial c_w} = -\frac{1}{J}\begin{vmatrix} \dfrac{\partial f}{\partial c_w} & \dfrac{\partial f}{\partial \lambda_3} \\[3mm] \dfrac{\partial g}{\partial c_w} & \dfrac{\partial g}{\partial \lambda_3} \end{vmatrix}$$

$$= -\frac{1}{J}\begin{vmatrix} -\dfrac{\partial L_1}{\partial \lambda_3} & \left(-c_w\dfrac{\partial^2 L_1}{\partial \lambda_3^2}\right) \\[3mm] -\dfrac{\partial L_h}{\partial \lambda_3} & \left(-c_i\dfrac{\partial^2 I_h}{\partial \lambda_3^2}-c_w\dfrac{\partial^2 L_h}{\partial \lambda_3^2}\right) \end{vmatrix} \tag{5-88}$$

$$= -\frac{1}{J}\left[\frac{\partial L_1}{\partial \lambda_3}\cdot\left(\frac{c_i\partial^2 I_h}{\partial \lambda_3^2}+\frac{c_w\partial^2 L_h}{\partial \lambda_3^2}\right)-\frac{\partial L_h}{\partial \lambda_3}\cdot c_w\frac{\partial^2 L_1}{\partial \lambda_3^2}\right]>0$$

同样的，λ_3^* 对 c_w 的偏导数为：

$$\frac{\partial \lambda_3^*}{\partial c_w} = -\frac{1}{J} \begin{vmatrix} \dfrac{\partial f}{\partial c_t} & \dfrac{\partial f}{\partial c_w} \\ \dfrac{\partial g}{\partial c_t} & \dfrac{\partial g}{\partial c_w} \end{vmatrix}$$

$$= -\frac{1}{J} \begin{vmatrix} -1 & -\dfrac{\partial L_1}{\partial \lambda_3} \\ 1 & -\dfrac{\partial L_h}{\partial \lambda_3} \end{vmatrix} \qquad (5-89)$$

$$= -\frac{1}{J} \left(\frac{\partial L_h}{\partial \lambda_3} + \frac{\partial L_1}{\partial \lambda_3} \right)$$

结合以上分析，有 $\dfrac{\partial c_t^*}{\partial c_w} > 0$；当 $\dfrac{\partial L_h}{\partial \lambda_3} + \dfrac{\partial L_1}{\partial \lambda_3} \geqslant 0$ 时，$\dfrac{\partial \lambda_3^*}{\partial c_w} \leqslant 0$；当 $\dfrac{\partial L_h}{\partial \lambda_3} + \dfrac{\partial L_1}{\partial \lambda_3} < 0$ 时，$\dfrac{\partial \lambda_3^*}{\partial c_w} > 0$。

5.5 数值算例分析

本节将对前面构建的理论模型进行数值算例分析。通过数值算例分析，可以较为直观地分析最优策略在不同系统运行指标和成本相关指标下的变动过程，同时分析三方目标函数值的变化趋势。

基准模型参数设置如下：$\lambda_1 = 10$、$\lambda_2 = 6$、$\mu_1 = 9$、$\mu_2 = 12$、$\mu_3 = 10$、$p = 50$、$c_s = 20$、$c_i = 16$、$c_w = 4$。结合定理 5.2，可以得到均衡策略为：$c_t^* = 12.39$、$\lambda_3^* = 3.07$。CT1、CT2 和医院三方的目标函数最优值分别为：$F = 276.87$、$G = 105.09$、$H = 98.05$。基准模型中 CT1 的目标函数值随 c_t 和 λ_3 的变动过程（相同优先级患者）如图 5.7 所示，基准模型中 CT2 的目标函数值随 c_t 和 λ_3 的变动过程（相同优先级患者）如图 5.8 所示，基准模型中医院的目标函数值随 λ_3 的变动过程（相同优先级患者）如图 5.9 所示。

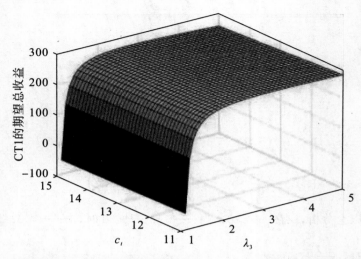

图 5.7   **基准模型中 CT1 的目标函数值随** c_t **和** λ_3 **的变动过程（相同优先级患者）**

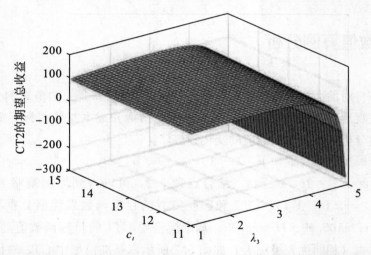

图 5.8   **基准模型中 CT2 的目标函数值随** c_t **和** λ_3 **的变动过程（相同优先级患者）**

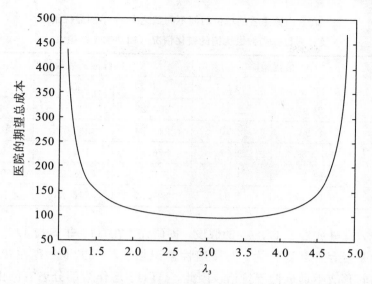

图 5.9　基准模型中医院的目标函数值随 λ_3 的变动过程（相同优先级患者）

5.5.1　系统运行指标变动

系统运行指标包括患者到达率以及设备服务率，研究这些指标的变动对最优策略的影响能够提高检查效率，并为管理者提供决策支持。

5.5.1.1　需求量变动

1. 门诊患者的单位时间到达率 λ_1 变动

当门诊患者的单位时间到达率 λ_1 变动时，最优策略及三方目标函数最优值的变化情况（相同优先级患者）见表 5.2。可以看出，随着 λ_1 由小变大，最优转移量与转移成本均呈递增趋势，且增速逐渐增大。也就是说，当 λ_1 由小变大时，CT1 管理者将患者进行转移的意愿逐渐增大，CT2 管理者则在这个过程中逐渐提高转移成本。特别地，当 $\lambda_1 > \mu_1$ 时，CT1 超负荷运转，这时需要在较高的成本下进行患者转移。在 λ_1 从 10 增加到 12 的过程中，CT1 目标函数最优值完成了从增加（276.87 到 286.45）到减少（286.45 到 227.59）的转变。而 CT2 的目标函数最优值则从 105.09 增加至 210.38。

表 5.2　门诊患者的单位时间不同到达率 λ_1 下的最优策略
及三方目标函数最优值的变化情况（相同优先级患者）

λ_1	最优策略		目标函数最优值		
	c_t^*	λ_3^*	F	G	H
8	7.10	2.41	209.98	90.36	119.66
9	8.93	2.70	247.34	95.07	107.58
10	12.39	3.07	276.87	105.09	98.05
11	19.87	3.51	286.45	129.91	93.64
12	41.10	3.99	227.59	210.38	102.03

　　另外，此处放松了 $\lambda_1 > \mu_1$ 的假设，即研究了在 CT1 非满载（$\lambda_1 < \mu_1$）的情况下，是否存在转移行为。与一般性常识相反，CT1 依然存在转移行为。这是因为转移成本远远低于价格，因此，CT1 宁愿作为部分患者的中转机构而不提供服务。

　　此外，在 λ_1 的整个变化过程中，三方的最优目标函数值的变化趋势并不一致。具体情况为：F 先上升后下降，G 显著增加，H 先下降后上升。当 CT1 少量超载时，转移造成了 CT1 和 CT2 队列上等待时间和空闲时间的最小化，因此在 H 的变化过程中，此时出现 H 的最小值。

　　2. 住院患者的单位时间到达率 λ_2 变动

　　当住院患者的单位时间到达率 λ_2 变动时，表 5.3 显示了最优策略及三方目标函数最优值的变化情况。可以看出，在 λ_2 由小变大的过程中，由于初期其空闲成本较高，希望转移更多患者以降低设备空闲成本，因此转移成本较小；随后设备空闲减少，其对转移患者的需求量逐渐减小，因此会设置较高的转移成本。

　　对 CT1 而言，由于转移量逐渐减小而转移成本逐渐增加，双重因素导致其收益呈递减趋势；而 CT2 的收益逐渐增加；对医院而言，其总成本呈现先减小后增加的趋势。特别地，当 λ_2 较大时，两队列的等待成本较高，因此造成了医院总成本的增加。

表 5.3 住院患者的单位时间不同到达率 λ_2 下的最优策略
及三方目标函数最优值的变化情况（相同优先级患者）

λ_2	最优策略		目标函数最优值		
	c_t^*	λ_3^*	F	G	H
4	7.89	4.04	292.44	13.95	113.61
5	9.52	3.55	286.29	58.71	105.00
6	12.39	3.07	276.87	105.09	98.05
7	17.94	2.61	261.26	154.45	94.29
8	30.66	2.16	231.38	211.17	97.46

5.5.1.2 服务速率变动

1. CT1 的单位时间门诊患者服务率 μ_1 变动

CT1 的单位时间门诊患者服务率 μ_1 变动下的最优策略及三方目标函数最优值的变化情况（相同优先级患者）见表 5.4。随着 μ_1 的增加，CT1 的服务能力增强，因此其转移意愿下降，由此带来了转移量的减少，此时更希望将患者留在本队列进行检查，带来等待成本的增加，因此 CT1 的目标函数最优值呈先增加后减少的趋势。

表 5.4 CT1 的单位时间门诊患者服务率 μ_1 变动下的最优策略
及三方目标函数最优值的变化情况（相同优先级患者）

μ_1	最优策略		目标函数最优值		
	c_t^*	λ_3^*	F	G	H
7	36.80	3.92	193.01	193.34	93.65
8	18.89	3.47	262.56	126.48	90.95
9	12.39	3.07	276.87	105.09	98.05
10	9.29	2.75	274.90	96.05	109.05
11	7.60	2.50	266.44	91.59	121.97

由于患者转移会减少 CT2 设备的空闲，CT2 管理者会试图降低转移成本吸引患者转移。但由于转移量持续减少，空闲时间增加，因此 CT2 的目标函数最优值呈递减趋势。

对于医院而言，由于其成本来自两台设备在 CT 检查过程中的空闲成本和等待成本，因此其受两方共同影响，其总成本呈现先减小后增加的趋势。

2. CT2 的单位时间住院患者服务率 μ_2 变动

类似的，随着 μ_2 的逐渐增大，CT2 的服务能力增强，空闲概率增大，此时其更愿意服务转移患者，因此会降低转移成本吸引患者转移，此时最优转移成本下降，最优转移量上升。CT2 的单位时间住院患者服务率 μ_2 变动下的最优策略及三方目标函数最优值的变化情况（相同优先级患者）见表 5.5。CT2 的目标函数最优值呈现下降趋势，CT1 的目标函数最优值呈现上升趋势，医院的总成本呈上升趋势。

表 5.5　CT2 的单位时间住院患者服务率 μ_2 变动下的最优策略
及三方目标函数最优值的变化情况（相同优先级患者）

μ_2	最优策略		目标函数最优值		
	c_t^*	λ_3^*	F	G	H
10	20.89	2.46	253.80	135.57	90.63
11	15.47	2.77	267.90	118.59	93.51
12	12.39	3.07	276.87	105.09	98.05
13	10.46	3.36	283.05	93.95	103.00
14	9.17	3.64	287.53	84.60	107.87

3. CT2 的单位时间门诊患者服务率 μ_3 变动

μ_3 变动的分析与 μ_2 类似。μ_3 增加意味着 CT2 处理门诊患者的速度加快，因此 CT2 较容易出现空闲，其更可能通过降低转移成本的方式来增加服务门诊患者转移量，以此诱导患者转移。

CT2 的单位时间门诊患者服务率 μ_3 变动下的最优策略及三方目标函数最优值的变化情况（相同优先级患者）见表 5.6。CT1 的最优转移量增加，其收益增加；CT2 的目标函数值呈下降趋势；医院的期望总成本呈上升趋势。

表 5.6　CT2 的单位时间门诊患者服务率 μ_3 变动下的最优策略
及三方目标函数最优值的变化情况（相同优先级患者）

μ_3	最优策略		目标函数最优值		
	c_t^*	λ_3^*	F	G	H
8	16.97	2.67	263.81	123.52	92.67
9	14.13	2.89	271.67	113.39	94.94
10	12.39	3.07	276.87	105.09	98.05

μ_3	最优策略		目标函数最优值		
	c_t^*	λ_3^*	F	G	H
11	11.31	3.22	280.24	98.13	101.63
12	10.68	3.32	282.30	92.28	105.43

5.5.2 成本相关指标变动

5.5.2.1 价格变动

结合以上分析可知,检查的价格 p 对于最优策略没有影响。因此,在 p 的变动区间内,最优策略唯一且相同,医院的总成本也与之无关。而 CT1 和 CT2 的收益值随着 p 的增加而增加,不同检查价格 p 下的最优策略及三方目标函数最优值的变化情况(相同优先级患者)见表 5.7。

表 5.7 不同检查价格 p 下的最优策略
及三方目标函数最优值的变化情况(相同优先级患者)

p	最优策略		目标函数最优值		
	c_t^*	λ_3^*	F	G	H
30	12.39	3.07	76.87	−14.91	98.05
40	12.39	3.07	176.87	45.09	98.05
50	12.39	3.07	276.87	105.09	98.05
60	12.39	3.07	376.87	165.09	98.05
70	12.39	3.07	476.87	225.09	98.05

5.5.2.2 检查成本变动

同样的,检查成本 c_s 对最优转移量及医院的最优成本没有影响。但最优转移成本随检查成本的增加而增加,进而带来了 CT1 和 CT2 收益值的下降(表 5.8)。

表 5.8 不同检查成本 c_s 下的最优策略
及三方目标函数最优值的变化情况(相同优先级患者)

c_s	最优策略		目标函数最优值		
	c_t^*	λ_3^*	F	G	H
16	8.39	3.07	316.87	129.09	98.05

c_s	最优策略		目标函数最优值		
	c_t^*	λ_3^*	F	G	H
18	10.39	3.07	296.87	117.09	98.05
20	12.39	3.07	276.87	105.09	98.05
22	14.39	3.07	256.87	93.09	98.05
24	16.39	3.07	236.87	81.09	98.05

5.5.2.3 空闲成本变动

当空闲成本增加时，由于 CT2 的总空闲成本较高，其会通过降低转移成本以吸引患者转移，因此最优转移成本下降，转移量增加。对 CT1 而言，其收益增加；对 CT2 而言，其收益下降；对医院而言，其总成本上升（表5.9）。

表 5.9　不同空闲成本 c_i 下的最优策略
及三方目标函数最优值的变化情况（相同优先级患者）

c_i	最优策略		目标函数最优值		
	c_t^*	λ_3^*	F	G	H
12	16.65	3.04	272.06	126.86	81.08
14	14.52	3.06	274.46	115.97	89.57
16	12.39	3.07	276.87	105.09	98.05
18	10.27	3.09	279.24	94.24	106.52
20	8.15	3.10	281.60	83.41	115.00

5.5.2.4 等待成本变动

当单位时间等待成本 c_w 增大时，最优转移成本随之增加，从而抑制了最优转移量的增加。因而，CT1 的收益逐渐下降，而 CT2 的收益逐渐上升，医院总成本上升（表5.10）。

表 5.10　不同等待成本 c_w 下的最优策略
及三方目标函数最优值的变化情况（相同优先级患者）

c_w	最优策略		目标函数最优值		
	c_t^*	λ_3^*	F	G	H
2	7.76	3.19	297.79	99.35	82.86
3	10.05	3.11	287.38	102.14	90.48

续表

c_w	最优策略		目标函数最优值		
	c_t^*	λ_3^*	F	G	H
4	12.39	3.07	276.87	105.09	98.05
5	14.74	3.05	266.29	108.11	105.60
6	17.10	3.03	255.69	111.17	113.14

　　本节通过数值算例分析，研究了最优策略随两类指标变动的情况，验证了灵敏度分析的结果；并对比了在不同场景下三方的目标函数最优值的变化过程，为医疗服务资源调度优化策略提供了翔实的数值基础。

5.6　本章小结

　　在单向转移情境下，本章重点分析了在分散决策和集中决策两种不同模式下，两设备之间的患者调度策略（图 5.10）。本章将门诊患者和住院患者设定为相同优先级患者，因此，门诊患者从 CT1 转移至 CT2 后，CT2 的排队系统可以用 $M/H_2/1$ 模型进行刻画。

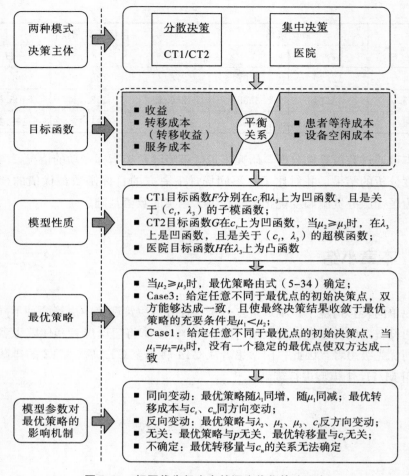

图 5.10　相同优先级患者的调度优化策略研究

研究主要内容包括：

（1）运用排队论对稳态下两个队列的患者等待成本和设备空闲成本进行刻画，从期望收益、服务成本、转移成本、患者等待成本及设备空闲成本等多维度对不同参与方的目标函数进行刻画；

（2）运用博弈论思想分析了不同主体之间的互动；

（3）对模型的结构性质进行了理论推导和证明；

（4）探讨了最优策略的存在性及唯一性；

（5）识别了模型参数与最优策略的影响关系，并运用数值算例分析进行验证。

此外，还分析了三方的目标函数最优值随参数变化的规律，为制定科学的医疗服务资源调度优化策略提供了翔实的理论数值依据。

6 不同优先级患者的
医疗服务资源调度优化策略研究

在单向转移情境下，第 5 章讨论了两类患者具有相同优先级的调度优化策略，本章假定两类患者具有不同优先级，且住院患者优先级高于门诊患者，这与 Green 等（2006）和 Patrick 等（2008）关于医技调度优化的问题设定相同。如何在分散决策与集中决策的不同模式下，制定科学的调度策略，以达到目标函数最优是本章的研究重点。

6.1 问题描述

与第 5 章的问题描述类似，两类患者的付费机制、到达率、在设备上的服务率、服务强度、患者转移费用等设定与前面相同。一个显著的区别是：当两类患者有优先级次序时，混合队列的排队服务机制大不相同。

当门诊患者转移至 CT2 时，此时 CT2 的服务过程为非抢占式优先级队列（Non-preemptive Priority Queue），对住院患者进行优先服务。因此，若有一个住院患者还在等待，则不会服务门诊患者。然而，当门诊患者接受服务时，住院患者到达，则此时继续服务门诊患者直到完成，即一旦服务开始，就不再存在优先级。CT2 队列不同优先级患者的检查排队示意图如图 6.1 所示。

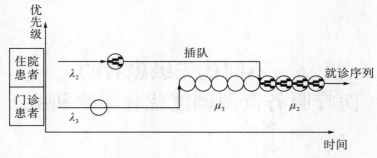

○ 门诊患者检查个体   ⊜ 住院患者检查个体

图 6.1   CT2 队列不同优先级患者的检查排队示意图

同样的,本章沿用第 5 章的思路,将门诊患者转移至 CT2 的服务率设定为 μ_3。在分析过程中,依然考虑分散决策和集中决策两种模式下的患者调度优化策略,决策变量设定为 CT1 的转移量 λ_3 和人均转移成本 c_t。

本章的假设及参数的具体设定如下:

假设:

(1) 门诊(住院)患者的单位时间到达率服从泊松分布,且独立同分布;

(2) CT1(CT2)的单位时间服务率服从负指数分布,且独立同分布;

(3) 患者都想尽快得到治疗,因此被安排在最早的可用时间;

(4) 患者不能取消预约;

(5) 患者准时出现,且服务过程为非抢占式优先级队列,住院患者优先接受服务;

(6) 住院患者的单位时间等待成本高于门诊患者,即 $c_{w2} > c_{w1}$;

(7) 两个排队系统的服务强度 $\rho_1 < 1$,$\rho_2 < 1$。

参数:

(1) λ_1:门诊患者的单位时间到达率;

(2) λ_2:住院患者的单位时间到达率;

(3) λ_3:CT1 转移至 CT2 的门诊患者的单位时间到达率;

(4) λ_p:转移后 CT2 的全体患者的单位时间到达率,$\lambda_p = \lambda_2 + \lambda_3$;

(5) μ_1:CT1 的单位时间门诊患者服务率;

(6) μ_2:CT2 的单位时间住院患者服务率;

(7) μ_3:CT2 的单位时间门诊患者服务率;

(8) μ_p:CT2 的单位时间平均服务率;

(9) p:患者进行 CT 检查的价格;

（10）c_s：CT 检查患者的单位时间服务成本；

（11）c_{w1}：门诊患者的单位时间等待成本；

（12）c_{w2}：住院患者的单位时间等待成本；

（13）c_i：CT 设备的单位时间空闲成本。

6.2　分散决策模式下的模型及结构性质

6.2.1　模型建立

CT1 的排队队列与第 5 章相同，为标准的 M/M/1 模型。其目标函数也是从 5 个部分进行刻画，包含患者到达带来的收益、患者的转移成本、患者的服务成本、设备空闲成本和患者等待成本。具体表达式为：

$$F(c_t, \lambda_3) = p\lambda_1 - c_t\lambda_3 - c_s(\lambda_1 - \lambda_3) - c_i P_0^1 \mu_1 - c_{w1} L_1$$

$$= p\lambda_1 - c_t\lambda_3 - c_s(\lambda_1 - \lambda_3) - c_i(\mu_1 - \lambda_1 + \lambda_3) - \frac{c_{w1}(\lambda_1 - \lambda_3)}{\mu_1 - \lambda_1 + \lambda_3}$$

$$(6-1)$$

对 CT2 来说，两类患者到达的混合队列服从泊松分布，且总体到达率为 $\lambda_p = \lambda_2 + \lambda_3$。先分析 M/G/1 系统的基本性质，然后再聚焦到优先级队列。

对于 M/G/1 系统中的顾客（服务时间 S 服从一般分布 G），根据 Poisson Arrivals See Time Average（PASTA）（Wolff，1989）可知每个新到达顾客的延迟时间 d 为当他到达时看到的平均工作量 V，即：

$$d = V \qquad\qquad (6-2)$$

$$V = \lambda E(S)d + \frac{\lambda E(S^2)}{2} \qquad\qquad (6-3)$$

式中，λ 为服从泊松分布的顾客到达速率；$E(S)$ 和 $E(S^2)$ 是服务分布的前两个矩。又因为恒等式（6-3）成立，故将式（6-2）和式（6-3）联立，可得到式（6-4），即 Pollaczek-Khintchine 公式：

$$d = \frac{\lambda E(S^2)}{2[1 - \lambda E(S)]} \qquad\qquad (6-4)$$

在优先级队列中，系统的平均服务率与先到先服务规则下的相同（Wolff，1989；Ross，2011），即有：

$$\frac{1}{\mu_p} = \frac{\gamma}{\mu_3} + \frac{1-\gamma}{\mu_2} \qquad\qquad (6-5)$$

式中，$\gamma = \dfrac{\lambda_3}{\lambda_p}$，$1-\gamma = \dfrac{\lambda_2}{\lambda_p}$。

对式（6-5）进行简单变形，可以有：

$$\rho_2 = \frac{\lambda_3}{\mu_3} + \frac{\lambda_2}{\mu_2} = \rho_{p3} + \rho_{p2} \tag{6-6}$$

式中，$\rho_{p3} = \dfrac{\lambda_3}{\mu_3}$，$\rho_{p2} = \dfrac{\lambda_2}{\mu_2}$。则 CT2 队列的空闲概率 P_0^p 为：

$$P_0^p = 1 - \frac{\lambda_p}{\mu_p} \tag{6-7}$$

在优先级队列中，由于 $\lambda_p E(S^2) = \lambda_3 E(S_3^2) + \lambda_2 E(S_2^2)$，且 $E(S_3^2) = \mathrm{Var}(S_3) + [E(S_3)]^2 = \dfrac{2}{\mu_3^2}$，同理 $E(S_2^2) = \dfrac{2}{\mu_2^2}$。

系统的平均工作量为：

$$V = \frac{\lambda_p E(S^2)}{2[1-\lambda_p E(S)]} = \frac{\lambda_2 E(S_2^2) + \lambda_3 E(S_3^2)}{2[1-\lambda_2 E(S_2) - \lambda_3 E(S_3)]} \tag{6-8}$$

分别计算两个队列的长度，对于新到达的住院患者而言，其平均延迟时间 d_2 为他到达时看到的未服务的住院患者工作量和正在服务的工作量（无论哪种类型患者），具体公式为：

$$d_2 = \rho_{p2} d_2 + \frac{\lambda_p E(S^2)}{2} \tag{6-9}$$

可化简为：

$$d_2 = \frac{\lambda_p E(S^2)}{2(1-\rho_{p2})} = \frac{\frac{\lambda_2}{\mu_2^2} + \frac{\lambda_3}{\mu_3^2}}{1 - \frac{\lambda_2}{\mu_2}} \tag{6-10}$$

门诊患者的就诊延迟时间 d_3 为：

$$d_3 = \frac{\frac{\lambda_2}{\mu_2^2} + \frac{\lambda_3}{\mu_3^2}}{\left(1-\frac{\lambda_2}{\mu_2}\right)\left(1-\frac{\lambda_2}{\mu_2}-\frac{\lambda_3}{\mu_3}\right)} \tag{6-11}$$

根据 Little's Law（利特尔法则），可得两个队列的队长分别为：

$$L_2 = \lambda_2\left(d_2 + \frac{1}{\mu_2}\right) \tag{6-12}$$

$$L_3 = \lambda_3\left(d_3 + \frac{1}{\mu_3}\right) \tag{6-13}$$

最终，CT2 的目标函数可以表示为式（6-14）：

$$G(c_t, \lambda_3) = p\lambda_2 + c_t\lambda_3 - c_s\lambda_p - c_i P_o^p \mu_p - c_{w2} L_2 - c_{w1} L_3 \tag{6-14}$$

对于两个设备管理方而言，其目标均为期望收益最大化，则有：

$$
\begin{cases}
\max F\ (c_t,\ \lambda_3) \\
\max G\ (c_t,\ \lambda_3)
\end{cases}
\tag{6-15}
$$

6.2.2 结构性质

引理 6.1 CT1 的目标函数 $F(c_t,\ \lambda_3)$ 有如下性质：

(1) 在 c_t 上是凹函数；

(2) 在 λ_3 上是凹函数；

(3) 是关于 $(c_t,\ \lambda_3)$ 的子模函数。

证明 $F(c_t,\ \lambda_3)$ 的性质在第 5 章已经证明，不再赘述。

引理 6.2 CT2 的目标函数 $G(c_t,\ \lambda_3)$ 有如下性质：

(1) 在 c_t 上是凹函数；

(2) 当 $\mu_2 \geqslant \mu_3$ 时，在 λ_3 上是凹函数；

(3) 是关于 $(c_t,\ \lambda_3)$ 的超模函数。

证明 对 CT2 而言，其证明过程略为复杂。

$$
\frac{\partial G}{\partial \lambda_3} = c_t - c_s - c_i \frac{\mathrm{d}I_p}{\mathrm{d}\lambda_3} - c_{w2}\frac{\mathrm{d}L_2}{\mathrm{d}\lambda_3} - c_{w1}\frac{\mathrm{d}L_3}{\mathrm{d}\lambda_3}
\tag{6-16}
$$

式中，$I_p = \mu_p - \lambda_p$。

首先，由于 $\dfrac{\partial^2 G}{\partial \lambda_3 \partial c_t}=1>0$，$G(c_t,\ \lambda_3)$ 的超模性得证。

其次，对 $\dfrac{\mathrm{d}I_p}{\mathrm{d}\lambda_3}$、$\dfrac{\mathrm{d}L_2}{\mathrm{d}\lambda_3}$ 和 $\dfrac{\mathrm{d}L_3}{\mathrm{d}\lambda_3}$ 分别计算求解。

因为 $I_p = \mu_p - \lambda_p = \mu_h - \lambda_h$，参考第 5 章，有：

$$
\frac{\mathrm{d}I_p}{\mathrm{d}\lambda_3} = -1 - \frac{\lambda_2 \mu_2 \mu_3 (\mu_2 - \mu_3)}{(\lambda_2 \mu_3 + \lambda_3 \mu_2)^2}
\tag{6-17}
$$

$$
\frac{\mathrm{d}^2 I_p}{\mathrm{d}\lambda_3^2} = \frac{2\lambda_2 \mu_2^2 \mu_3 (\mu_2 - \mu_3)}{(\lambda_2 \mu_3 + \lambda_3 \mu_2)^3}
\tag{6-18}
$$

当 $\mu_2 \geqslant \mu_3$ 时，$\dfrac{\mathrm{d}I_p}{\mathrm{d}\lambda_3}<0$ 且 $\dfrac{\mathrm{d}^2 I_p}{\mathrm{d}\lambda_3^2}\geqslant 0$。故 I_p 是 λ_3 的减函数，且为凸函数。

再次，将住院患者队长 L_2 表达式化简如下：

$$
\begin{aligned}
L_2 &= \lambda_2\left(d_2 + \frac{1}{\mu_2}\right) \\
&= \lambda_2\left(\frac{\dfrac{\lambda_2}{\mu_2^2}+\dfrac{\lambda_3}{\mu_3^2}}{1-\dfrac{\lambda_2}{\mu_2}}+\frac{1}{\mu_2}\right) \\
&= \frac{\lambda_2(\lambda_2\mu_3^2+\lambda_3\mu_2^2)}{\mu_2\mu_3^2(\mu_2-\lambda_2)}+\frac{\lambda_2}{\mu_2}
\end{aligned}
\tag{6-19}
$$

$$\frac{\mathrm{d}L_2}{\mathrm{d}\lambda_3}=\frac{\lambda_2\mu_2}{\mu_3^2(\mu_2-\lambda_2)}>0 \tag{6-20}$$

$$\frac{\mathrm{d}^2L_2}{\mathrm{d}\lambda_3^2}=0 \tag{6-21}$$

由式（6-20）和式（6-21）可知，住院患者的队长 L_2 是 λ_3 的增函数，且为凸函数。

同样的，对 L_3 进行化简：

$$L_3=\lambda_3(d_3+\frac{1}{\mu_3})$$

$$=\lambda_3\left[\frac{\frac{\lambda_2}{\mu_2^2}+\frac{\lambda_3}{\mu_3^2}}{\left(1-\frac{\lambda_2}{\mu_2}\right)\left(1-\frac{\lambda_2}{\mu_2}-\frac{\lambda_3}{\mu_3}\right)}+\frac{1}{\mu_3}\right] \tag{6-22}$$

$$=\lambda_3\left[\frac{\lambda_2\mu_3^2+\lambda_3\mu_2^2}{\mu_3(\mu_2-\lambda_2)(\mu_2\mu_3-\lambda_2\mu_3-\lambda_3\mu_2)}+\frac{1}{\mu_3}\right]$$

令 $A=d_3=\dfrac{\lambda_2\mu_3^2+\lambda_3\mu_2^2}{\mu_3(\mu_2-\lambda_2)(\mu_2\mu_3-\lambda_2\mu_3-\lambda_3\mu_2)}$，则：

$$\frac{\mathrm{d}A}{\mathrm{d}\lambda_3}=\frac{\mu_2^2(\mu_2\mu_3-\lambda_2\mu_3-\lambda_3\mu_2)-(\lambda_2\mu_3^2+\lambda_3\mu_2^2)(-\mu_2)}{\mu_3(\mu_2-\lambda_2)(\mu_2\mu_3-\lambda_2\mu_3-\lambda_3\mu_2)^2}$$
$$=\frac{\mu_2(\mu_2^2-\lambda_2\mu_2+\lambda_2\mu_3)}{(\mu_2-\lambda_2)(\mu_2\mu_3-\lambda_2\mu_3-\lambda_3\mu_2)^2}>0 \tag{6-23}$$

$$\frac{\mathrm{d}^2A}{\mathrm{d}\lambda_3^2}=\frac{2\mu_2^2(\mu_2^2-\lambda_2\mu_2+\lambda_2\mu_3)}{(\mu_2-\lambda_2)(\mu_2\mu_3-\lambda_2\mu_3-\lambda_3\mu_2)^3}>0 \tag{6-24}$$

故有：

$$\frac{\mathrm{d}L_3}{\mathrm{d}\lambda_3}=\left(A+\frac{1}{\mu_3}\right)+\lambda_3\cdot\frac{\mathrm{d}A}{\mathrm{d}\lambda_3}>0 \tag{6-25}$$

$$\frac{\mathrm{d}^2L_3}{\mathrm{d}\lambda_3^2}=\frac{\mathrm{d}A}{\mathrm{d}\lambda_3}+\frac{\mathrm{d}A}{\mathrm{d}\lambda_3}+\lambda_3\cdot\frac{\mathrm{d}^2A}{\mathrm{d}\lambda_3^2}>0 \tag{6-26}$$

因此，门诊患者的队长 L_3 是 λ_3 的增函数，且为凸函数。

结合以上分析，可得：

$$\frac{\partial^2G}{\partial\lambda_3^2}=-c_i\frac{\mathrm{d}^2I_p}{\mathrm{d}\lambda_3^2}-c_{w2}\frac{\mathrm{d}^2L_2}{\mathrm{d}\lambda_3^2}-c_{w1}\frac{\mathrm{d}^2L_3}{\mathrm{d}\lambda_3^2}<0 \tag{6-27}$$

此外还有：

$$\frac{\partial^2G}{\partial c_t^2}\leqslant0 \tag{6-28}$$

由式（6-27）和式（6-28）综合可得，当 $\mu_2\geqslant\mu_3$ 时，$G(c_t,\lambda_3)$ 在 c_t

和 λ_3 上均为凹函数, $\dfrac{\partial G}{\partial c_t}$ 是关于 c_t 的减函数, $\dfrac{\partial G}{\partial \lambda_3}$ 是关于 λ_3 的减函数。

类似的, 我们可定义两条转换曲线, 令:

$$\lambda_3(c_t) = \sup\left\{\lambda_3 : \frac{\partial F(c_t, \lambda_3)}{\partial \lambda_3} \geqslant 0\right\} \tag{6-29}$$

$$c_t(\lambda_3) = \sup\left\{c_t : \frac{\partial G(c_t, \lambda_3)}{\partial \lambda_3} \geqslant 0\right\} \tag{6-30}$$

定理 6.1 (1) $\lambda_3(c_t)$ 是 c_t 的减函数。

(2) 当 $\mu_2 \geqslant \mu_3$ 时, $c_t(\lambda_3)$ 是 λ_3 的增函数。

证明 证明过程同定理 5.1, 不再赘述。

6.2.3 最优策略

同样的, 接下来分析最优解 O_* 的存在性及唯一性。

引理 6.3 由式 (6-29) 和式 (6-30) 定义的两条转换曲线决定了唯一最优点 O_* 。

证明 引理 6.3 的证明与引理 5.3 证明的思路相似。令:

$$\frac{\partial F(c_t, \lambda_3)}{\partial \lambda_3} = \frac{\partial G(c_t, \lambda_3)}{\partial \lambda_3} = 0 \tag{6-31}$$

可得:

$$-c_{w1}\frac{dL_1}{d\lambda_3} = c_{w2}\frac{dL_2}{d\lambda_3} + c_{w1}\frac{dL_3}{d\lambda_3} + c_i\left(\frac{dI_p}{d\lambda_3} + 1\right) = c_t - c_s + c_i \tag{6-32}$$

令:

$$K(\lambda_3) = -c_{w1}\frac{dL_1}{d\lambda_3} - c_{w2}\frac{dL_2}{d\lambda_3} - c_{w1}\frac{dL_3}{d\lambda_3} - c_i\left(\frac{dI_p}{d\lambda_3} + 1\right) \tag{6-33}$$

由于两个排队系统的服务强度 $\rho_1 < 1$, $\rho_2 < 1$, 可以得到 λ_3 的定义域为:

$$\lambda_1 - \mu_1 < \lambda_3 < \mu_3 - \frac{\lambda_2\mu_3}{\mu_2} \tag{6-34}$$

由于 $K(\lambda_3)$ 在上述定义域上连续, 且有:

$$\lim_{\lambda_3 \to (\lambda_1-\mu_1)^+} K(\lambda_3) > 0 \tag{6-35}$$

$$\lim_{\lambda_3 \to \left(\mu_3 - \frac{\lambda_2\mu_3}{\mu_2}\right)^-} K(\lambda_3) < 0 \tag{6-36}$$

并且有:

$$\frac{dK(\lambda_3)}{d\lambda_3} = -c_{w1}\frac{d^2L_1}{d\lambda_3^2} - c_{w2}\frac{d^2L_2}{d\lambda_3^2} - c_{w1}\frac{d^2L_3}{d\lambda_3^2} - c_i\frac{d^2I_p}{d\lambda_3^2} \leqslant 0 \tag{6-37}$$

因此, $K(\lambda_3)$ 在上述定义域上连续且单调递减, 因此 $K(\lambda_3) = 0$ 有唯一解

λ_3^*，进而根据式（6-32）得到最优的 c_t^*。O_* 的存在性和唯一性得证。

定理 6.2 当 $\mu_2 \geqslant \mu_3$ 时，唯一最优点 $O_*(c_t^*, \lambda_3^*)$ 由式（6-32）确定。

证明 根据以上分析可得定理 6.2。

在优先级队列中，由于 O_* 的表达式计算过程比 $M/H_2/1$ 队列更为复杂，本节不对其表达式进行推导，通过灵敏度分析和数值算例的形式进行展示。

6.3 集中决策模式下的模型及结构性质

6.3.1 模型建立

通过对两个队列的等待时间和空闲时间进行刻画，医院的目标函数可表示为公平性目标和效率性目标的加权，且只有一个决策变量 λ_3。对医院管理者而言，其目标为成本最小化，则有：

$$\min_{\lambda_1 - \mu_1 < \lambda_3 < \mu_3 - \frac{\lambda_2 \mu_3}{\mu_2}} H(\lambda_3) = c_{w1} L_1 + c_{w2} L_2 + c_{w1} L_3 + c_i P_0^1 \mu_1 + c_i P_0^p \mu_p$$

$$(6-38)$$

6.3.2 结构性质

由于只有一方决策，且只涉及一个决策变量，因此此模式下目标函数的结构性质分析较分散决策模式下要略简单。其一阶导数和二阶导数分别为：

$$\frac{dH(\lambda_3)}{d\lambda_3} = \frac{c_{w1} dL_1}{d\lambda_3} + \frac{c_{w2} dL_2}{d\lambda_3} + \frac{c_{w1} dL_3}{d\lambda_3} + c_i + \frac{c_i dI_p}{d\lambda_3}$$

$$= -\left[\frac{\partial F(c_t, \lambda_3)}{\partial \lambda_3} + \frac{\partial G(c_t, \lambda_3)}{\partial \lambda_3} \right] \qquad (6-39)$$

$$\frac{d^2 H(\lambda_3)}{d\lambda_3^2} = -\left[\frac{\partial^2 F(c_t, \lambda_3)}{\partial \lambda_3^2} + \frac{\partial^2 G(c_t, \lambda_3)}{\partial \lambda_3^2} \right] \qquad (6-40)$$

引理 6.4 当给定 $\mu_2 \geqslant \mu_3$ 时，集中决策模式下医院的目标函数 $H(\lambda_3)$ 为关于 λ_3 的凸函数。

证明 由于 $F(c_t, \lambda_3)$ 和 $G(c_t, \lambda_3)$ 是凹函数，引理 6.4 得证。

6.3.3 最优策略

定理 6.3 医院的最优策略 λ_3^* 由 $\dfrac{dH(\lambda_3)}{d\lambda_3} = 0$ 确定。

证明 由于 $H(\lambda_3)$ 为凸函数，存在全局最小值。令其一阶导数为 0，即可得到唯一最优解。

由于 CT2 队列为优先级队列，求解最优解表达式过程十分复杂，本节不对 λ_3 的具体表达式进行推导。与 5.3.3 的结论一致，集中决策模式下的最优解与分散决策模式下相同。因此，下面仅对分散决策模式下的最优解进行灵敏度分析和数值算例分析。

6.4 灵敏度分析

接下来对最优解进行灵敏度分析，即研究在系统参数变动时，最优解的变动规律。

引理 6.5 最优解 $O_*(c_t^*, \lambda_3^*)$ 随着系统运行指标和成本相关指标的变化规律为：

(1) $\dfrac{\partial c_t^*}{\partial \lambda_1} > 0$，$\dfrac{\partial \lambda_3^*}{\partial \lambda_1} > 0$。

(2) $\dfrac{\partial c_t^*}{\partial \lambda_2}$ 和 $\dfrac{\partial \lambda_3^*}{\partial \lambda_2}$ 的正负与初始参数设置有关，且两者呈反向变动关系，即 $\dfrac{\partial c_t^*}{\partial \lambda_2} \cdot \dfrac{\partial \lambda_3^*}{\partial \lambda_2} \leqslant 0$。

(3) $\dfrac{\partial c_t^*}{\partial \mu_1} < 0$，$\dfrac{\partial \lambda_3^*}{\partial \mu_1} < 0$。

(4) $\dfrac{\partial c_t^*}{\partial \mu_2} < 0$，$\dfrac{\partial \lambda_3^*}{\partial \mu_2} > 0$。

(5) $\dfrac{\partial c_t^*}{\partial \mu_3}$ 和 $\dfrac{\partial \lambda_3^*}{\partial \mu_3}$ 的正负与初始参数设置有关，且两者呈反向变动关系，即 $\dfrac{\partial c_t^*}{\partial \mu_3} \cdot \dfrac{\partial \lambda_3^*}{\partial \mu_3} \leqslant 0$。

(6) $\dfrac{\partial c_t^*}{\partial p} = 0$，$\dfrac{\partial \lambda_3^*}{\partial p} = 0$。

(7) $\dfrac{\partial c_t^*}{\partial c_s} > 0$，$\dfrac{\partial \lambda_3^*}{\partial c_s} = 0$。

(8) $\dfrac{\partial c_t^*}{\partial c_i} < 0$，$\dfrac{\partial \lambda_3^*}{\partial c_i} \geqslant 0$。

(9) $\dfrac{\partial c_t^*}{\partial c_{w1}} > 0$。当 $\dfrac{\partial L_3}{\partial \lambda_3} + \dfrac{\partial L_1}{\partial \lambda_3} \geqslant 0$ 时，$\dfrac{\partial \lambda_3^*}{\partial c_{w1}} \leqslant 0$；当 $\dfrac{\partial L_3}{\partial \lambda_3} + \dfrac{\partial L_1}{\partial \lambda_3} < 0$ 时，

$$\frac{\partial \lambda_3^*}{\partial c_{w1}} > 0。$$

(10) $\dfrac{\partial c_t^*}{\partial c_{w2}} > 0$，$\dfrac{\partial \lambda_3^*}{\partial c_{w2}} < 0$。

当达到最优条件时可得：

$$\begin{cases} \dfrac{\partial F(c_t, \lambda_3)}{\partial \lambda_3} = 0 \\[3mm] \dfrac{\partial G(c_t, \lambda_3)}{\partial \lambda_3} = 0 \end{cases} \tag{6-41}$$

进一步地，可转化为函数形式和一般形式：

$$\begin{cases} f(c_t, \lambda_3) = 0 \\ g(c_t, \lambda_3) = 0 \end{cases} \tag{6-42}$$

$$\begin{cases} -c_t + c_s - c_i - c_{w1} \cdot \dfrac{\mathrm{d}L_1}{\mathrm{d}\lambda_3} = 0 \\[3mm] c_t - c_s - c_i \cdot \dfrac{\mathrm{d}I_p}{\mathrm{d}\lambda_3} - c_{w2} \cdot \dfrac{\mathrm{d}L_2}{\mathrm{d}\lambda_3} - c_{w1} \cdot \dfrac{\mathrm{d}L_3}{\mathrm{d}\lambda_3} = 0 \end{cases} \tag{6-43}$$

6.4.1 最优解随系统运行指标的变化规律

6.4.1.1 最优解随需求变动规律

1. λ_1

由隐函数存在定理，可知其偏导数所组成的函数行列式（Jacobi 式）$\boldsymbol{J}$ 为：

$$\begin{aligned} \boldsymbol{J} &= \left| \frac{\partial (f, g)}{\partial (c_t, \lambda_3)} \right| \\[3mm] &= \begin{vmatrix} \dfrac{\partial f}{\partial c_t} & \dfrac{\partial f}{\partial \lambda_3} \\[3mm] \dfrac{\partial g}{\partial c_t} & \dfrac{\partial g}{\partial \lambda_3} \end{vmatrix} \\[3mm] &= \begin{vmatrix} -1 & \left(-\dfrac{c_{w1} \partial^2 L_1}{\partial \lambda_3^2} \right) \\[3mm] 1 & \left(-\dfrac{c_i \partial^2 I_p}{\partial \lambda_3^2} - \dfrac{c_{w2} \partial^2 L_2}{\partial \lambda_3^2} - \dfrac{c_{w1} \partial^2 L_3}{\partial \lambda_3^2} \right) \end{vmatrix} \\[3mm] &= \frac{c_i \partial^2 I_p}{\partial \lambda_3^2} + \frac{c_{w2} \partial^2 L_2}{\partial \lambda_3^2} + \frac{c_{w1} \partial^2 L_3}{\partial \lambda_3^2} + \frac{c_{w1} \partial^2 L_1}{\partial \lambda_3^2} > 0 \end{aligned} \tag{6-44}$$

因此，c_t^* 对 λ_1 的偏导数为：

$$\frac{\partial c_t^*}{\partial \lambda_1} = -\frac{1}{J} \begin{vmatrix} \dfrac{\partial f}{\partial \lambda_1} & \dfrac{\partial f}{\partial \lambda_3} \\[2mm] \dfrac{\partial g}{\partial \lambda_1} & \dfrac{\partial g}{\partial \lambda_3} \end{vmatrix}$$

$$= -\frac{1}{J} \begin{vmatrix} \left(-\dfrac{c_{w1} \partial^2 L_1}{\partial \lambda_3 \partial \lambda_1} \right) & \left(-\dfrac{c_{w1} \partial^2 L_1}{\partial \lambda_3^2} \right) \\[3mm] 0 & \left(-\dfrac{c_i \partial^2 I_p}{\partial \lambda_3^2} - \dfrac{c_{w2} \partial^2 L_2}{\partial \lambda_3^2} - \dfrac{c_{w1} \partial^2 L_3}{\partial \lambda_3^2} \right) \end{vmatrix}$$

$$= -\frac{1}{J} \cdot \frac{c_{w1} \partial^2 L_1}{\partial \lambda_3 \partial \lambda_1} \cdot \left(\frac{c_i \partial^2 I_p}{\partial \lambda_3^2} + \frac{c_{w2} \partial^2 L_2}{\partial \lambda_3^2} + \frac{c_{w1} \partial^2 L_3}{\partial \lambda_3^2} \right)$$

$$(6-45)$$

由于：

$$\frac{\partial^2 L_1}{\partial \lambda_3 \partial \lambda_1} = \frac{-2\mu_1}{(\mu_1 - \lambda_1 + \lambda_3)^3} < 0 \qquad (6-46)$$

故可知：

$$\frac{\partial c_t^*}{\partial \lambda_1} > 0 \qquad (6-47)$$

同样的，λ_3^* 对 λ_1 的偏导数为：

$$\frac{\partial \lambda_3^*}{\partial \lambda_1} = -\frac{1}{J} \begin{vmatrix} \dfrac{\partial f}{\partial c_t} & \dfrac{\partial f}{\partial \lambda_1} \\[2mm] \dfrac{\partial g}{\partial c_t} & \dfrac{\partial g}{\partial \lambda_1} \end{vmatrix}$$

$$= -\frac{1}{J} \begin{vmatrix} -1 & \left(-\dfrac{c_{w1} \partial^2 L_1}{\partial \lambda_3 \partial \lambda_1} \right) \\[3mm] 1 & 0 \end{vmatrix} \qquad (6-48)$$

$$= -\frac{1}{J} \cdot \frac{c_{w1} \partial^2 L_1}{\partial \lambda_3 \partial \lambda_1} > 0$$

结合以上分析，有 $\dfrac{\partial c_t^*}{\partial \lambda_1} > 0$，$\dfrac{\partial \lambda_3^*}{\partial \lambda_1} > 0$。

2. λ_2

接下来分析，最优策略随 λ_2 变化的情况。

由于 c_t^* 对 λ_2 的偏导数为：

$$\frac{\partial c_t^*}{\partial \lambda_2} = -\frac{1}{J} \begin{vmatrix} \dfrac{\partial f}{\partial \lambda_2} & \dfrac{\partial f}{\partial \lambda_3} \\[2mm] \dfrac{\partial g}{\partial \lambda_2} & \dfrac{\partial g}{\partial \lambda_3} \end{vmatrix}$$

$$\quad (6-49)$$

$$= \frac{1}{J} \cdot \frac{\partial f}{\partial \lambda_3} \cdot \frac{\partial g}{\partial \lambda_2}$$

$$= \frac{1}{J} \cdot \frac{c_{w1} \partial^2 L_1}{\partial \lambda_3^2} \cdot \left(\frac{c_i \partial^2 I_p}{\partial \lambda_3 \partial \lambda_2} + \frac{c_{w2} \partial^2 L_2}{\partial \lambda_3 \partial \lambda_2} + \frac{c_{w1} \partial^2 L_3}{\partial \lambda_3 \partial \lambda_2} \right)$$

其中：

$$\frac{\partial^2 I_p}{\partial \lambda_3 \partial \lambda_2} = -\mu_2 \mu_3 (\mu_2 - \mu_3) \left[\frac{1}{(\lambda_2 \mu_3 + \lambda_3 \mu_2)^2} + \frac{-2\lambda_2 \mu_3}{(\lambda_2 \mu_3 + \lambda_3 \mu_2)^3} \right]$$

$$\quad (6-50)$$

$$= \frac{-\mu_2 \mu_3 (\mu_2 - \mu_3)(\lambda_3 \mu_2 - \lambda_2 \mu_3)}{(\lambda_2 \mu_3 + \lambda_3 \mu_2)^3}$$

$$\frac{\partial^2 L_2}{\partial \lambda_3 \partial \lambda_2} = \frac{\mu_2^2}{\mu_3^2 (\mu_2 - \lambda_2)^2} > 0 \quad (6-51)$$

$$\frac{\partial^2 L_3}{\partial \lambda_3 \partial \lambda_2} = \frac{\partial A}{\partial \lambda_2} + \lambda_3 \cdot \frac{\partial^2 A}{\partial \lambda_3 \partial \lambda_2} \quad (6-52)$$

其中：

$$\frac{\partial A}{\partial \lambda_2} = \frac{\mu_3}{(\mu_2 - \lambda_2)(\mu_2 \mu_3 - \lambda_2 \mu_3 - \lambda_3 \mu_2)} -$$

$$\frac{(\lambda_2 \mu_3^2 + \lambda_3 \mu_2^2)(-2\mu_2 \mu_3 + 2\lambda_2 \mu_3 + \lambda_3 \mu_2)}{\mu_3 (\mu_2 - \lambda_2)^2 (\mu_2 \mu_3 - \lambda_2 \mu_3 - \lambda_3 \mu_2)^2}$$

$$= \frac{\mu_3^2 (\mu_2^2 \mu_3 - \lambda_3 \mu_2^2 - \lambda_2^2 \mu_3) + \lambda_3 \mu_2^2 (2\mu_2 \mu_3 - 2\lambda_2 \mu_3 - \lambda_3 \mu_2)}{\mu_3 (\mu_2 - \lambda_2)^2 (\mu_2 \mu_3 - \lambda_2 \mu_3 - \lambda_3 \mu_2)^2} > 0$$

$$\quad (6-53)$$

此外有：

$$\frac{\partial^2 A}{\partial \lambda_3 \partial \lambda_2} = \frac{2\mu_2^2 \mu_3}{(\mu_2 \mu_3 - \lambda_2 \mu_3 - \lambda_3 \mu_2)^3} + \frac{\mu_2 \mu_3}{(\mu_2 - \lambda_2)(\mu_2 \mu_3 - \lambda_2 \mu_3 - \lambda_3 \mu_2)^2} +$$

$$\lambda_2 \mu_2 \mu_3 \cdot \frac{\mu_2 \mu_3 - \lambda_2 \mu_3 - \lambda_3 \mu_2 + 2\mu_3 (\mu_2 - \lambda_2)}{(\mu_2 - \lambda_2)^2 (\mu_2 \mu_3 - \lambda_2 \mu_3 - \lambda_3 \mu_2)^3}$$

$$= \frac{2\mu_2^2 \mu_3}{(\mu_2 \mu_3 - \lambda_2 \mu_3 - \lambda_3 \mu_2)^3} + \frac{\mu_2 \mu_3}{(\mu_2 - \lambda_2)(\mu_2 \mu_3 - \lambda_2 \mu_3 - \lambda_3 \mu_2)^2} +$$

$$\frac{\lambda_2 \mu_2 \mu_3 (3\mu_2 \mu_3 - 3\lambda_2 \mu_3 - \lambda_3 \mu_2)}{(\mu_2 - \lambda_2)^2 (\mu_2 \mu_3 - \lambda_2 \mu_3 - \lambda_3 \mu_2)^3} > 0$$

$$\quad (6-54)$$

故当 $\dfrac{c_i\,\partial^2 I_p}{\partial\lambda_3\,\partial\lambda_2}+\dfrac{c_{w2}\,\partial^2 L_2}{\partial\lambda_3\,\partial\lambda_2}+\dfrac{c_{w1}\,\partial^2 L_3}{\partial\lambda_3\,\partial\lambda_2}\geqslant 0$ 时，$\dfrac{\partial c_t^*}{\partial\lambda_2}\geqslant 0$；当 $\dfrac{c_i\,\partial^2 I_p}{\partial\lambda_3\,\partial\lambda_2}+$ $\dfrac{c_{w2}\,\partial^2 L_2}{\partial\lambda_3\,\partial\lambda_2}+\dfrac{c_{w1}\,\partial^2 L_3}{\partial\lambda_3\,\partial\lambda_2}<0$ 时，$\dfrac{\partial c_t^*}{\partial\lambda_2}<0$。

同样的，λ_3^* 对 λ_2 的偏导数为：

$$
\begin{aligned}
\frac{\partial\lambda_3^*}{\partial\lambda_2}&=-\frac{1}{J}\begin{vmatrix}\dfrac{\partial f}{\partial c_t}&\dfrac{\partial f}{\partial\lambda_2}\\[2mm]\dfrac{\partial g}{\partial c_t}&\dfrac{\partial g}{\partial\lambda_2}\end{vmatrix}\\[3mm]
&=-\frac{1}{J}\begin{vmatrix}-1&0\\[2mm]1&\left(-\dfrac{c_i\,\partial^2 I_p}{\partial\lambda_3\,\partial\lambda_2}-\dfrac{c_{w2}\,\partial^2 L_2}{\partial\lambda_3\,\partial\lambda_2}-\dfrac{c_{w1}\,\partial^2 L_3}{\partial\lambda_3\,\partial\lambda_2}\right)\end{vmatrix}\quad(6-55)\\[3mm]
&=-\frac{1}{J}\cdot\left(\frac{c_i\,\partial^2 I_p}{\partial\lambda_3\,\partial\lambda_2}+\frac{c_{w2}\,\partial^2 L_2}{\partial\lambda_3\,\partial\lambda_2}+\frac{c_{w1}\,\partial^2 L_3}{\partial\lambda_3\,\partial\lambda_2}\right)
\end{aligned}
$$

故当 $\dfrac{c_i\,\partial^2 I_p}{\partial\lambda_3\,\partial\lambda_2}+\dfrac{c_{w2}\,\partial^2 L_2}{\partial\lambda_3\,\partial\lambda_2}+\dfrac{c_{w1}\,\partial^2 L_3}{\partial\lambda_3\,\partial\lambda_2}\geqslant 0$ 时，$\dfrac{\partial\lambda_3^*}{\partial\lambda_2}\leqslant 0$；当 $\dfrac{c_i\,\partial^2 I_p}{\partial\lambda_3\,\partial\lambda_2}+$ $\dfrac{c_{w2}\,\partial^2 L_2}{\partial\lambda_3\,\partial\lambda_2}+\dfrac{c_{w1}\,\partial^2 L_3}{\partial\lambda_3\,\partial\lambda_2}<0$ 时，$\dfrac{\partial\lambda_3^*}{\partial\lambda_2}>0$。

结合以上分析，$\dfrac{\partial c_t^*}{\partial\lambda_2}$ 和 $\dfrac{\partial\lambda_3^*}{\partial\lambda_2}$ 的正负与初始参数设置有关，且两者呈反向变动关系，即 $\dfrac{\partial c_t^*}{\partial\lambda_2}\cdot\dfrac{\partial\lambda_3^*}{\partial\lambda_2}\leqslant 0$。

6.4.1.2　最优解随服务速率变动规律

1. μ_1

由于 c_t^* 对 μ_1 的偏导数为：

$$
\begin{aligned}
\frac{\partial c_t^*}{\partial\mu_1}&=-\frac{1}{J}\begin{vmatrix}\dfrac{\partial f}{\partial\mu_1}&\dfrac{\partial f}{\partial\lambda_3}\\[2mm]\dfrac{\partial g}{\partial\mu_1}&\dfrac{\partial g}{\partial\lambda_3}\end{vmatrix}\\[3mm]
&=-\frac{1}{J}\begin{vmatrix}\left(-\dfrac{c_{w1}\,\partial^2 L_1}{\partial\lambda_3\,\partial\mu_1}\right)&\left(-\dfrac{c_{w1}\,\partial^2 L_1}{\partial\lambda_3^2}\right)\\[2mm]0&\left(-\dfrac{c_i\,\partial^2 I_p}{\partial\lambda_3^2}-\dfrac{c_{w2}\,\partial^2 L_2}{\partial\lambda_3^2}-\dfrac{c_{w1}\,\partial^2 L_3}{\partial\lambda_3^2}\right)\end{vmatrix}\\[3mm]
&=-\frac{1}{J}\cdot\frac{c_{w1}\,\partial^2 L_1}{\partial\lambda_3\,\partial\mu_1}\cdot\left(\frac{c_i\,\partial^2 I_p}{\partial\lambda_3^2}+\frac{c_{w2}\,\partial^2 L_2}{\partial\lambda_3^2}+\frac{c_{w1}\,\partial^2 L_3}{\partial\lambda_3^2}\right)\quad(6-56)
\end{aligned}
$$

其中：

$$\frac{\partial^2 L_1}{\partial \lambda_3 \partial \mu_1} = -\left[\frac{(\mu_1 - \lambda_1 + \lambda_3)^2 - 2\mu_1(\mu_1 - \lambda_1 + \lambda_3)}{(\mu_1 - \lambda_1 + \lambda_3)^4}\right]$$

$$= \frac{\mu_1 + \lambda_1 - \lambda_3}{(\mu_1 - \lambda_1 + \lambda_3)^3} > 0 \quad (6-57)$$

故可以得到：

$$\frac{\partial c_t^*}{\partial \mu_1} < 0 \quad (6-58)$$

同样的，λ_3^* 对 μ_1 的偏导数为：

$$\frac{\partial \lambda_3^*}{\partial \mu_1} = -\frac{1}{J}\begin{vmatrix} \dfrac{\partial f}{\partial c_t} & \dfrac{\partial f}{\partial \mu_1} \\[3mm] \dfrac{\partial g}{\partial c_t} & \dfrac{\partial g}{\partial \mu_1} \end{vmatrix}$$

$$= -\frac{1}{J}\begin{vmatrix} -1 & \left(-c_{w1}\dfrac{\partial^2 L_1}{\partial \lambda_3 \partial \mu_1}\right) \\[3mm] 1 & 0 \end{vmatrix} \quad (6-59)$$

$$= -\frac{1}{J} \cdot c_{w1}\frac{\partial^2 L_1}{\partial \lambda_3 \partial \mu_1} < 0$$

结合以上分析，有 $\dfrac{\partial c_t^*}{\partial \mu_1} < 0$，$\dfrac{\partial \lambda_3^*}{\partial \mu_1} < 0$。

2. μ_2

由于 c_t^* 对 μ_2 的偏导数为：

$$\frac{\partial c_t^*}{\partial \mu_2} = -\frac{1}{J}\begin{vmatrix} \dfrac{\partial f}{\partial \mu_2} & \dfrac{\partial f}{\partial \lambda_3} \\[3mm] \dfrac{\partial g}{\partial \mu_2} & \dfrac{\partial g}{\partial \lambda_3} \end{vmatrix}$$

$$= \frac{1}{J} \cdot \frac{\partial f}{\partial \lambda_3} \cdot \frac{\partial g}{\partial \mu_2} \quad (6-60)$$

$$= \frac{1}{J} \cdot \frac{c_{w1}\partial^2 L_1}{\partial \lambda_3^2} \cdot \left(\frac{c_i\partial^2 I_p}{\partial \lambda_3 \partial \mu_2} + \frac{c_{w2}\partial^2 L_2}{\partial \lambda_3 \partial \mu_2} + \frac{c_{w1}\partial^2 L_3}{\partial \lambda_3 \partial \mu_2}\right)$$

其中：

$$\frac{\partial^2 I_p}{\partial \lambda_3 \partial \mu_2} = -\lambda_2\mu_3\left[\frac{2\mu_2 - \mu_3}{(\lambda_3\mu_2 + \lambda_2\mu_3)^2} + \frac{(\mu_2^2 - \mu_2\mu_3)(-2\lambda_3)}{(\lambda_3\mu_2 + \lambda_2\mu_3)^3}\right]$$

$$= \frac{-\lambda_2\mu_3^2(2\lambda_2\mu_2 - \lambda_2\mu_3 + \lambda_3\mu_2)}{(\lambda_3\mu_2 + \lambda_2\mu_3)^3} < 0 \quad (6-61)$$

$$\frac{\partial^2 L_2}{\partial \lambda_3 \partial \mu_2} = \frac{\lambda_2 (\mu_2 - \lambda_2) - \lambda_2 \mu_2}{\mu_3^2 (\mu_2 - \lambda_2)^2} = \frac{-\lambda_2^2}{\mu_3^2 (\mu_2 - \lambda_2)^2} < 0 \qquad (6-62)$$

$$\frac{\partial^2 L_3}{\partial \lambda_3 \partial \mu_2} = \frac{\partial A}{\partial \mu_2} + \lambda_3 \cdot \frac{\partial^2 A}{\partial \lambda_3 \partial \mu_2} \qquad (6-63)$$

其中：

$$\frac{\partial A}{\partial \mu_2} = \frac{1}{\mu_3} \cdot \frac{2\lambda_3 \mu_2 (\mu_2 - \lambda_2)(\mu_2 \mu_3 - \lambda_2 \mu_3 - \lambda_3 \mu_2)}{(\mu_2 - \lambda_2)^2 (\mu_2 \mu_3 - \lambda_2 \mu_3 - \lambda_3 \mu_2)^2} -$$

$$\frac{1}{\mu_3} \cdot \frac{(\lambda_2 \mu_3^2 + \lambda_3 \mu_2^2)(2\mu_2 \mu_3 - 2\lambda_2 \mu_3 - 2\lambda_3 \mu_2 + \lambda_2 \lambda_3)}{(\mu_2 - \lambda_2)^2 (\mu_2 \mu_3 - \lambda_2 \mu_3 - \lambda_3 \mu_2)^2} \qquad (6-64)$$

$$= \frac{-2\lambda_2 (\mu_2 \mu_3 - \lambda_2 \mu_3 - \lambda_3 \mu_2)(\lambda_3 \mu_2 + \mu_3^2) - \lambda_2 \lambda_3 (\lambda_2 \mu_3^2 + \lambda_3 \mu_2^2)}{\mu_3 (\mu_2 - \lambda_2)^2 (\mu_2 \mu_3 - \lambda_2 \mu_3 - \lambda_3 \mu_2)^2} < 0$$

$$\frac{\partial^2 A}{\partial \lambda_3 \partial \mu_2} = \frac{-2\lambda_2 \mu_2^2 + 2\lambda_2^2 \mu_2 - \lambda_2^2 \mu_3 - 2\lambda_2 \mu_2 \mu_3}{(\mu_2 - \lambda_2)^2 (\mu_2 \mu_3 - \lambda_2 \mu_3 - \lambda_3 \mu_2)^2} -$$

$$\frac{2\lambda_2 \lambda_3 \mu_2 (\mu_2^2 - \lambda_2 \mu_2 + \lambda_2 \mu_3)}{(\mu_2 - \lambda_2)^2 (\mu_2 \mu_3 - \lambda_2 \mu_3 - \lambda_3 \mu_2)^3} < 0 \qquad (6-65)$$

故可以得到：

$$\frac{\partial c_t^*}{\partial \mu_2} < 0 \qquad (6-66)$$

同样的，λ_3^* 对 μ_2 的偏导数为：

$$\frac{\partial \lambda_3^*}{\partial \mu_2} = -\frac{1}{J} \begin{vmatrix} \dfrac{\partial f}{\partial c_t} & \dfrac{\partial f}{\partial \mu_2} \\ \dfrac{\partial g}{\partial c_t} & \dfrac{\partial g}{\partial \mu_2} \end{vmatrix}$$

$$= -\frac{1}{J} \cdot \frac{\partial f}{\partial c_t} \cdot \frac{\partial g}{\partial \mu_2} \qquad (6-67)$$

$$= -\frac{1}{J} \cdot \left(\frac{c_i}{\partial \lambda_3} \frac{\partial^2 I_p}{\partial \mu_2} + \frac{c_{w2}}{\partial \lambda_3} \frac{\partial^2 L_2}{\partial \mu_2} + \frac{c_{w1}}{\partial \lambda_3} \frac{\partial^2 L_3}{\partial \mu_2} \right) > 0$$

结合以上分析，可得 $\dfrac{\partial c_t^*}{\partial \mu_2} < 0$，$\dfrac{\partial \lambda_3^*}{\partial \mu_2} > 0$。

3. μ_3

由于 c_t^* 对 μ_3 的偏导数为：

$$\frac{\partial c_t^*}{\partial \mu_3} = -\frac{1}{J} \begin{vmatrix} \dfrac{\partial f}{\partial \mu_3} & \dfrac{\partial f}{\partial \lambda_3} \\[2mm] \dfrac{\partial g}{\partial \mu_3} & \dfrac{\partial g}{\partial \lambda_3} \end{vmatrix}$$

$$(6-68)$$

$$= \frac{1}{J} \cdot \frac{\partial f}{\partial \lambda_3} \cdot \frac{\partial g}{\partial \mu_3}$$

$$= \frac{1}{J} \cdot \frac{c_{w1} \partial^2 L_1}{\partial \lambda_3^2} \cdot \left(\frac{c_i \partial^2 I_p}{\partial \lambda_3 \partial \mu_3} + \frac{c_{w2} \partial^2 L_2}{\partial \lambda_3 \partial \mu_3} + \frac{c_{w1} \partial^2 L_3}{\partial \lambda_3 \partial \mu_3} \right)$$

故当 $\dfrac{c_i \partial^2 I_p}{\partial \lambda_3 \partial \mu_3} + \dfrac{c_{w2} \partial^2 L_2}{\partial \lambda_3 \partial \mu_3} + \dfrac{c_{w1} \partial^2 L_3}{\partial \lambda_3 \partial \mu_3} \geq 0$ 时, $\dfrac{\partial c_t^*}{\partial \mu_3} \geq 0$;

当 $\dfrac{c_i \partial^2 I_p}{\partial \lambda_3 \partial \mu_3} + \dfrac{c_{w2} \partial^2 L_2}{\partial \lambda_3 \partial \mu_3} + \dfrac{c_{w1} \partial^2 L_3}{\partial \lambda_3 \partial \mu_3} < 0$ 时, $\dfrac{\partial c_t^*}{\partial \mu_3} < 0$。

同样的, λ_3^* 对 μ_3 的偏导数为:

$$\frac{\partial \lambda_3^*}{\partial \mu_3} = -\frac{1}{J} \begin{vmatrix} \dfrac{\partial f}{\partial c_t} & \dfrac{\partial f}{\partial \mu_3} \\[2mm] \dfrac{\partial g}{\partial c_t} & \dfrac{\partial g}{\partial \mu_3} \end{vmatrix}$$

$$= -\frac{1}{J} \begin{vmatrix} -1 & 0 \\[2mm] 1 & \left(-\dfrac{c_i \partial^2 I_p}{\partial \lambda_3 \partial \mu_3} - \dfrac{c_{w2} \partial^2 L_2}{\partial \lambda_3 \partial \mu_3} - \dfrac{c_{w1} \partial^2 L_3}{\partial \lambda_3 \partial \mu_3} \right) \end{vmatrix}$$

$$= -\frac{1}{J} \cdot \left(\frac{c_i \partial^2 I_p}{\partial \lambda_3 \partial \mu_3} + \frac{c_{w2} \partial^2 L_2}{\partial \lambda_3 \partial \mu_3} + \frac{c_{w1} \partial^2 L_3}{\partial \lambda_3 \partial \mu_3} \right)$$

$$(6-69)$$

故当 $\dfrac{c_i \partial^2 I_p}{\partial \lambda_3 \partial \mu_3} + \dfrac{c_{w2} \partial^2 L_2}{\partial \lambda_3 \partial \mu_3} + \dfrac{c_{w1} \partial^2 L_3}{\partial \lambda_3 \partial \mu_3} \geq 0$ 时, $\dfrac{\partial \lambda_3^*}{\partial \mu_3} \leq 0$;

当 $\dfrac{c_i \partial^2 I_p}{\partial \lambda_3 \partial \mu_3} + \dfrac{c_{w2} \partial^2 L_2}{\partial \lambda_3 \partial \mu_3} + \dfrac{c_{w1} \partial^2 L_3}{\partial \lambda_3 \partial \mu_3} < 0$ 时, $\dfrac{\partial \lambda_3^*}{\partial \mu_3} > 0$。

结合以上分析, $\dfrac{\partial c_t^*}{\partial \mu_3}$ 和 $\dfrac{\partial \lambda_3^*}{\partial \mu_3}$ 的正负与初始参数设置有关, 且两者呈反向

变动关系, 即 $\dfrac{\partial c_t^*}{\partial \mu_3} \cdot \dfrac{\partial \lambda_3^*}{\partial \mu_3} \leq 0$。

6.4.2　最优解随成本相关指标的变化规律

6.4.2.1　最优解随价格变动规律

由于 c_t^* 对 p 的偏导数为：

$$\frac{\partial c_t^*}{\partial p} = -\frac{1}{J} \begin{vmatrix} \dfrac{\partial f}{\partial p} & \dfrac{\partial f}{\partial \lambda_3} \\ \dfrac{\partial g}{\partial p} & \dfrac{\partial g}{\partial \lambda_3} \end{vmatrix}$$

$$= -\frac{1}{J} \begin{vmatrix} 0 & \left(-\dfrac{c_{w1}\,\partial^2 L_1}{\partial \lambda_3^2}\right) \\ 0 & \left(-\dfrac{c_i\,\partial^2 I_p}{\partial \lambda_3^2} - \dfrac{c_{w2}\,\partial^2 L_2}{\partial \lambda_3^2} - \dfrac{c_{w1}\,\partial^2 L_3}{\partial \lambda_3^2}\right) \end{vmatrix} = 0$$

$$(6-70)$$

同样的，λ_3^* 对 p 的偏导数为：

$$\frac{\partial \lambda_3^*}{\partial p} = -\frac{1}{J} \begin{vmatrix} \dfrac{\partial f}{\partial c_t} & \dfrac{\partial f}{\partial p} \\ \dfrac{\partial g}{\partial c_t} & \dfrac{\partial g}{\partial p} \end{vmatrix} = -\frac{1}{J} \begin{vmatrix} -1 & 0 \\ 1 & 0 \end{vmatrix} = 0 \qquad (6-71)$$

结合以上分析，有 $\dfrac{\partial c_t^*}{\partial p} = 0$，$\dfrac{\partial \lambda_3^*}{\partial p} = 0$。

6.4.2.2　最优解随检查成本变动规律

由于 c_t^* 对 c_s 的偏导数为：

$$\frac{\partial c_t^*}{\partial c_s} = -\frac{1}{J} \begin{vmatrix} \dfrac{\partial f}{\partial c_s} & \dfrac{\partial f}{\partial \lambda_3} \\ \dfrac{\partial g}{\partial c_s} & \dfrac{\partial g}{\partial \lambda_3} \end{vmatrix}$$

$$= -\frac{1}{J} \begin{vmatrix} 1 & \left(-\dfrac{c_{w1}\,\partial^2 L_1}{\partial \lambda_3^2}\right) \\ -1 & \left(-\dfrac{c_i\,\partial^2 I_p}{\partial \lambda_3^2} - \dfrac{c_{w2}\,\partial^2 L_2}{\partial \lambda_3^2} - \dfrac{c_{w1}\,\partial^2 L_3}{\partial \lambda_3^2}\right) \end{vmatrix} \quad (6-72)$$

$$= \frac{1}{J}\left(\frac{c_i\,\partial^2 I_p}{\partial \lambda_3^2} + \frac{c_{w2}\,\partial^2 L_2}{\partial \lambda_3^2} + \frac{c_{w1}\,\partial^2 L_3}{\partial \lambda_3^2} + \frac{c_{w1}\,\partial^2 L_1}{\partial \lambda_3^2}\right) > 0$$

同样的，λ_3^* 对 c_s 的偏导数为：

$$\frac{\partial \lambda_3^*}{\partial c_s} = -\frac{1}{J}\begin{vmatrix} \dfrac{\partial f}{\partial c_t} & \dfrac{\partial f}{\partial c_s} \\[2mm] \dfrac{\partial g}{\partial c_t} & \dfrac{\partial g}{\partial c_s} \end{vmatrix} = -\frac{1}{J}\begin{vmatrix} -1 & 1 \\ 1 & -1 \end{vmatrix} = 0 \qquad (6-73)$$

结合以上分析，有 $\dfrac{\partial c_t^*}{\partial c_s} > 0$，$\dfrac{\partial \lambda_3^*}{\partial c_s} = 0$。

6.4.2.3 最优解随空闲成本变动规律

由于 c_t^* 对 c_i 的偏导数为：

$$\frac{\partial c_t^*}{\partial c_i} = -\frac{1}{J}\begin{vmatrix} \dfrac{\partial f}{\partial c_i} & \dfrac{\partial f}{\partial \lambda_3} \\[2mm] \dfrac{\partial g}{\partial c_i} & \dfrac{\partial g}{\partial \lambda_3} \end{vmatrix}$$

$$= -\frac{1}{J}\begin{vmatrix} -1 & \left(-\dfrac{c_{w1}}{}\dfrac{\partial^2 L_1}{\partial \lambda_3^2}\right) \\[3mm] -\dfrac{\partial I_p}{\partial \lambda_3} & \left(-\dfrac{c_i \partial^2 I_p}{\partial \lambda_3^2} - \dfrac{c_{w2} \partial^2 L_2}{\partial \lambda_3^2} - \dfrac{c_{w1} \partial^2 L_3}{\partial \lambda_3^2}\right) \end{vmatrix}$$

$$= -\frac{1}{J}\left(\frac{c_i \partial^2 I_p}{\partial \lambda_3^2} + \frac{c_{w2} \partial^2 L_2}{\partial \lambda_3^2} + \frac{c_{w1} \partial^2 L_3}{\partial \lambda_3^2} - \frac{\partial I_p}{\partial \lambda_3} \cdot \frac{c_{w1} \partial^2 L_1}{\partial \lambda_3^2}\right) < 0$$

$$(6-74)$$

同样的，λ_3^* 对 c_i 的偏导数为：

$$\frac{\partial \lambda_3^*}{\partial c_i} = -\frac{1}{J}\begin{vmatrix} \dfrac{\partial f}{\partial c_t} & \dfrac{\partial f}{\partial c_i} \\[2mm] \dfrac{\partial g}{\partial c_t} & \dfrac{\partial g}{\partial c_i} \end{vmatrix} = -\frac{1}{J}\begin{vmatrix} -1 & -1 \\ 1 & -\dfrac{\partial I_p}{\partial \lambda_3} \end{vmatrix} = -\frac{1}{J}\left(\frac{\partial I_p}{\partial \lambda_3} + 1\right) \geqslant 0$$

$$(6-75)$$

结合以上分析，有 $\dfrac{\partial c_t^*}{\partial c_i} < 0$，$\dfrac{\partial \lambda_3^*}{\partial c_i} \geqslant 0$。

6.4.2.4 最优解随等待成本变动规律

1. 门诊患者单位时间等待成本 c_{w1} 变动

由于 c_t^* 对 c_{w1} 的偏导数为：

$$\frac{\partial c_t^*}{\partial c_{w1}} = -\frac{1}{J} \begin{vmatrix} \dfrac{\partial f}{\partial c_{w1}} & \dfrac{\partial f}{\partial \lambda_3} \\[3mm] \dfrac{\partial g}{\partial c_{w1}} & \dfrac{\partial g}{\partial \lambda_3} \end{vmatrix}$$

$$= -\frac{1}{J} \begin{vmatrix} -\dfrac{\partial L_1}{\partial \lambda_3} & \left(-c_{w1}\dfrac{\partial^2 L_1}{\partial \lambda_3^2}\right) \\[4mm] -\dfrac{\partial L_3}{\partial \lambda_3} & \left(-c_i\dfrac{\partial^2 I_p}{\partial \lambda_3^2} - c_{w2}\dfrac{\partial^2 L_2}{\partial \lambda_3^2} - c_{w1}\dfrac{\partial^2 L_3}{\partial \lambda_3^2}\right) \end{vmatrix}$$

$$= -\frac{1}{J}\left[\frac{\partial L_1}{\partial \lambda_3} \cdot \left(\frac{c_i\partial^2 I_p}{\partial \lambda_3^2} + \frac{c_{w2}\partial^2 L_2}{\partial \lambda_3^2} + \frac{c_{w1}\partial^2 L_3}{\partial \lambda_3^2}\right) - \frac{c_{w1}\partial^2 L_1}{\partial \lambda_3^2} \cdot \frac{\partial L_3}{\partial \lambda_3}\right] > 0$$

$$(6-76)$$

同样的，λ_3^* 对 c_{w1} 的偏导数为：

$$\frac{\partial \lambda_3^*}{\partial c_{w1}} = -\frac{1}{J} \begin{vmatrix} \dfrac{\partial f}{\partial c_t} & \dfrac{\partial f}{\partial c_{w1}} \\[3mm] \dfrac{\partial g}{\partial c_t} & \dfrac{\partial g}{\partial c_{w1}} \end{vmatrix} = -\frac{1}{J} \begin{vmatrix} -1 & -\dfrac{\partial L_1}{\partial \lambda_3} \\[3mm] 1 & -\dfrac{\partial L_3}{\partial \lambda_3} \end{vmatrix} \qquad (6-77)$$

$$= -\frac{1}{J}\left(\frac{\partial L_3}{\partial \lambda_3} + \frac{\partial L_1}{\partial \lambda_3}\right)$$

结合以上分析，有 $\dfrac{\partial c_t^*}{\partial c_{w1}} > 0$；当 $\dfrac{\partial L_3}{\partial \lambda_3} + \dfrac{\partial L_1}{\partial \lambda_3} \geqslant 0$ 时，$\dfrac{\partial \lambda_3^*}{\partial c_{w1}} \leqslant 0$；当 $\dfrac{\partial L_3}{\partial \lambda_3} +$

$\dfrac{\partial L_1}{\partial \lambda_3} < 0$ 时，$\dfrac{\partial \lambda_3^*}{\partial c_{w1}} > 0$。

2. 住院患者单位时间等待成本 c_{w2} 变动

由于 c_t^* 对 c_{w2} 的偏导数为：

$$\frac{\partial c_t^*}{\partial c_{w2}} = -\frac{1}{J} \begin{vmatrix} \dfrac{\partial f}{\partial c_{w2}} & \dfrac{\partial f}{\partial \lambda_3} \\[3mm] \dfrac{\partial g}{\partial c_{w2}} & \dfrac{\partial g}{\partial \lambda_3} \end{vmatrix}$$

$$= -\frac{1}{J} \begin{vmatrix} 0 & \left(-c_{w1}\dfrac{\partial^2 L_1}{\partial \lambda_3^2}\right) \\[4mm] -\dfrac{\partial L_2}{\partial \lambda_3} & \left(-c_i\dfrac{\partial^2 I_p}{\partial \lambda_3^2} - c_{w2}\dfrac{\partial^2 L_2}{\partial \lambda_3^2} - c_{w1}\dfrac{\partial^2 L_3}{\partial \lambda_3^2}\right) \end{vmatrix}$$

$$= \frac{1}{J} \cdot \frac{\partial L_2}{\partial \lambda_3} \cdot \frac{c_{w1}\partial^2 L_1}{\partial \lambda_3^2} > 0$$

$$(6-78)$$

同样的，λ_3^* 对 c_{w2} 的偏导数为：

$$\frac{\partial \lambda_3^*}{\partial c_{w2}} = -\frac{1}{J}\begin{vmatrix} \dfrac{\partial f}{\partial c_t} & \dfrac{\partial f}{\partial c_{w2}} \\ \dfrac{\partial g}{\partial c_t} & \dfrac{\partial g}{\partial c_{w2}} \end{vmatrix}$$

$$= -\frac{1}{J}\begin{vmatrix} -1 & 0 \\ 1 & -\dfrac{\partial L_2}{\partial \lambda_3} \end{vmatrix} \qquad (6-79)$$

$$= -\frac{1}{J}\cdot\frac{\partial L_2}{\partial \lambda_3} < 0$$

结合以上分析，有 $\frac{\partial c_t^*}{\partial c_{w2}}>0$，$\frac{\partial \lambda_3^*}{\partial c_{w2}}<0$。

6.5 数值算例分析

最后，本节对前面构建的理论模型进行数值算例分析。与第 5 章不同的是，当门诊患者转移至 CT2 时，此队列为优先级队列，此时门诊患者和住院患者视作两个队列，有独立的队长且计算过程更为复杂。同样的，首先对基准模型参数进行设定：$\lambda_1=10$、$\lambda_2=6$、$\mu_1=9$、$\mu_2=12$、$\mu_3=10$、$p=50$、$c_s=20$、$c_i=16$、$c_{w1}=4$、$c_{w2}=8$。结合定理 6.2，可以得到均衡策略为：$c_t^*=12.21$、$\lambda_3^*=3.09$。CT1、CT2 和医院三方的目标函数最优值分别为：$F=277.41$、$G=100.00$、$H=102.60$。基准模型中 CT1 的目标函数值随 c_t 和 λ_3 的变动过程（不同优先级患者）如图 6.2 所示，基准模型中 CT2 的目标函数值随 c_t 和 λ_3 的变动过程（不同优先级患者）如图 6.3 所示，基准模型中医院的目标函数值随 λ_3 的变动过程（不同优先级患者）如图 6.4 所示。

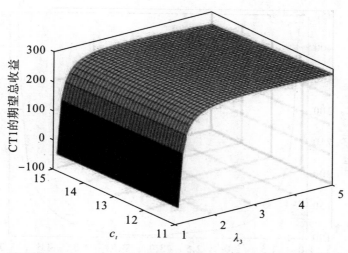

图 6.2　基准模型中 CT1 的目标函数值随 c_t 和 λ_3 的变动过程（不同优先级患者）

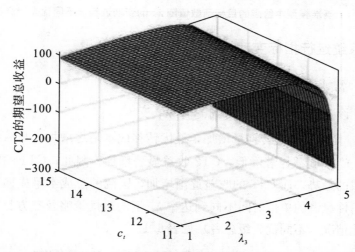

图 6.3　基准模型中 CT2 的目标函数值随 c_t 和 λ_3 的变动过程（不同优先级患者）

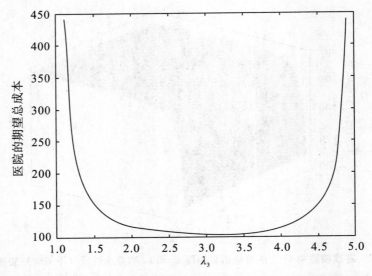

图 6.4 基准模型中医院的目标函数值随 λ_3 的变动过程（不同优先级患者）

6.5.1 系统运行指标变动

6.5.1.1 需求量变动

1. 门诊患者的单位时间到达率 λ_1 变动

随着 λ_1 增加，最优转移量增加，最优转移成本随之增加。当后期转移成本较高时，CT1 收益显著降低，CT2 收益显著增加。因此，CT1 的收益呈先递增后递减的趋势，而 CT2 的收益逐渐增加，医院的总成本呈先递减后递增的趋势，门诊患者的单位时间不同到达率 λ_1 下的最优策略及三方目标函数最优值的变化情况（不同优先级患者）见表 6.1。

表 6.1 门诊患者的单位时间不同到达率 λ_1 下的最优策略
及三方目标函数最优值的变化情况（不同优先级患者）

λ_1	最优策略		目标函数最优值		
	c_t^*	λ_3^*	F	G	H
8	7.10	2.41	209.97	85.70	124.32
9	8.89	2.71	247.47	90.30	112.23
10	12.21	3.09	277.41	100.00	102.60
11	19.36	3.53	288.25	123.87	97.87
12	39.64	4.01	233.43	201.22	105.35

2. 住院患者的单位时间到达率 λ_2 变动

当 λ_2 逐渐增大时，CT2 设备的空闲时间逐渐减少，对转移量的需求下降，因此 λ_3 呈递减趋势，且只有转移成本较高时，CT2 才会有接收意愿。最优转移成本的变动趋势在 λ_2 变动的情况下与 λ_1 变动时较为一致，也是递增且增速明显。CT1 的收益呈逐渐递减趋势，而 CT2 的收益逐渐增加，医院的总成本呈先递减后递增的趋势，住院患者的单位时间不同到达率 λ_2 下的最优策略及三方目标函数最优值的变化情况（不同优先级患者）见表 6.2。

表 6.2　住院患者的单位时间不同到达率 λ_2 下的最优策略

及三方目标函数最优值的变化情况（不同优先级患者）

λ_2	最优策略		目标函数最优值		
	c_t^*	λ_3^*	F	G	H
4	7.86	4.05	292.56	11.28	116.15
5	9.45	3.57	286.55	55.00	108.45
6	12.21	3.09	277.41	100.00	102.60
7	17.52	2.63	262.37	147.40	100.24
8	29.51	2.19	233.89	200.89	105.22

6.5.1.2　服务速率变动

1. CT1 的单位时间门诊患者服务率 μ_1 变动

当 μ_1 增加时，CT1 的服务速率加快，更希望将患者留在此队列进行检查，因此最优转移量下降，最优转移成本下降。CT2 收益呈下降趋势，CT1 收益先增大后减小。医院受双方的空闲成本和等待成本的影响，其总成本呈先递减后递增的趋势（表 6.3）。

表 6.3　CT1 的单位时间门诊患者服务率 μ_1 变动下的最优策略

及三方目标函数最优值的变化情况（不同优先级患者）

μ_1	最优策略		目标函数最优值		
	c_t^*	λ_3^*	F	G	H
7	35.42	3.94	198.42	184.44	97.15
8	18.41	3.49	264.22	120.55	95.23
9	12.21	3.09	277.41	100.00	102.60
10	9.24	2.76	275.06	91.25	113.69

μ_1	最优策略		目标函数最优值		
	c_t^*	λ_3^*	F	G	H
11	7.59	2.50	266.45	86.91	126.64

2. CT2 的单位时间住院患者服务率 μ_2 变动

同样的，随着 μ_2 的逐渐增大，CT2 的服务能力增强，此时其更愿意服务转移患者，因此会降低转移成本以吸引患者转移。CT2 的收益呈现下降趋势，CT1 的收益呈现上升趋势，医院的总成本呈上升趋势（表 6.4）。

表 6.4 CT2 的单位时间住院患者服务率 μ_2 变动下的最优策略
及三方目标函数最优值的变化情况（不同优先级患者）

μ_2	最优策略		目标函数最优值		
	c_t^*	λ_3^*	F	G	H
10	21.19	2.45	253.05	128.85	98.10
11	15.43	2.78	268.01	112.80	99.19
12	12.21	3.09	277.41	100.00	102.60
13	10.22	3.41	283.84	89.43	106.73
14	8.92	3.70	288.45	80.59	110.96

3. CT2 的单位时间门诊患者服务率 μ_3 变动

当 μ_3 变动时，其分析与 μ_2 类似。μ_3 增加意味着 CT2 处理门诊患者的速度加快，因此 CT2 较容易出现空闲，其更可能通过降低转移成本的方式来增加服务门诊患者转移量。因而 CT1 收益增加，CT2 的收益呈下降趋势，医院的最优成本缓慢上升（表 6.5）。

表 6.5 CT2 的单位时间门诊患者服务率 μ_3 变动下的最优策略
及三方目标函数最优值的变化情况（不同优先级患者）

μ_3	最优策略		目标函数最优值		
	c_t^*	λ_3^*	F	G	H
8	15.97	2.73	266.50	117.59	95.91
9	13.64	2.93	273.09	107.95	98.96
10	12.21	3.09	277.41	100.00	102.60
11	11.34	3.21	280.14	93.35	106.52

μ_3	最优策略		目标函数最优值		
	c_t^*	λ_3^*	F	G	H
12	10.86	3.29	281.69	87.78	110.53

6.5.2 成本相关指标变动

6.5.2.1 价格变动

与第 5 章类似，最优均衡策略在价格 p 的变动下唯一且相同。医院的总成本也与之无关。而 CT1 和 CT2 两方的收益值则与 p 同向变化（表 6.6）。

表 6.6 不同检查价格 p 下的最优策略
及三方目标函数最优值的变化情况（不同优先级患者）

p	最优策略		目标函数最优值		
	c_t^*	λ_3^*	F	G	H
30	12.21	3.09	77.41	-20.00	102.60
40	12.21	3.09	177.41	40.00	102.60
50	12.21	3.09	277.41	100.00	102.60
60	12.21	3.09	377.41	160.00	102.60
70	12.21	3.09	477.41	220.00	102.60

6.5.2.2 检查成本变动

最优转移量及医院的最优成本不受检查成本 c_s 的影响，但最优转移成本与 c_s 同向变化。随着检查成本的上升，CT1 和 CT2 两方的目标收益值呈下降趋势（表 6.7）。

表 6.7 不同检查成本 c_s 下的最优策略
及三方目标函数最优值的变化情况（不同优先级患者）

c_s	最优策略		目标函数最优值		
	c_t^*	λ_3^*	F	G	H
16	8.21	3.09	317.41	124.00	102.60
18	10.21	3.09	297.41	112.00	102.60
20	12.21	3.09	277.41	100.00	102.60
22	14.21	3.09	257.41	88.00	102.60

c_s	最优策略		目标函数最优值		
	c_t^*	λ_3^*	F	G	H
24	16.21	3.09	237.41	76.00	102.60

6.5.2.3 空闲成本变动

当空闲成本增加时，最优转移成本下降，促使 CT1 增加转移量以增加收益；而 CT2 的收益则随之下降，医院总成本上升（表 6.8）。

表 6.8 不同空闲成本 c_i 下的最优策略
及三方目标函数最优值的变化情况（不同优先级患者）

c_i	最优策略		目标函数最优值		
	c_t^*	λ_3^*	F	G	H
12	16.48	3.06	272.59	121.76	85.64
14	14.34	3.08	275.01	110.86	94.12
16	12.21	3.09	277.41	100.00	102.60
18	10.09	3.11	279.79	89.14	111.07
20	7.96	3.13	282.17	78.30	119.53

6.5.2.4 等待成本变动

1. 门诊患者单位时间等待成本 c_{w1} 变动

当门诊患者单位时间等待成本 c_{w1} 增加时，最优转移成本上升，最优转移量下降。CT1 收益下降，CT2 收益逐渐增加，医院总成本逐渐上升（表 6.9）。

表 6.9 门诊患者不同等待成本 c_{w1} 下的最优策略
及三方目标函数最优值的变化情况（不同优先级患者）

c_{w1}	最优策略		目标函数最优值		
	c_t^*	λ_3^*	F	G	H
2	7.83	3.17	297.58	91.78	90.64
3	10.01	3.12	287.52	95.85	96.63
4	12.21	3.09	277.41	100.00	102.60
5	14.42	3.08	267.27	104.17	108.56
6	16.63	3.07	257.15	108.34	114.52

2. 住院患者单位时间等待成本 c_{w2} 变动

当住院患者单位时间等待成本 c_{w2} 增加时，CT2 管理者需要更加关注住院患者的等待时间，因此只有当转移成本较高时才会考虑接收门诊患者，故最优转移成本上升，最优转移量下降。因此，CT2 收益呈下降趋势，CT1 收益逐渐减少，医院的总成本上升（表 6.10）。

表 6.10 住院患者不同等待成本 c_{w2} 下的最优策略
及三方目标函数最优值的变化情况（不同优先级患者）

c_{w2}	最优策略		目标函数最优值		
	c_t^*	λ_3^*	F	G	H
4	12.02	3.12	278.00	104.89	97.11
6	12.11	3.11	277.72	102.43	99.85
8	12.21	3.09	277.41	100.00	102.60
10	12.31	3.08	277.09	97.57	105.34
12	12.41	3.07	276.79	95.13	108.08

本节通过数值算例分析，研究了最优策略随两类指标变动的情况，验证了灵敏度分析的结果；并对比了在不同场景下三方的目标函数最优值的变化过程，为医疗服务资源调度优化策略提供了丰富的数值基础。

6.6 本章小结

在单向转移情境下，本章与第 5 章的显著区别为：CT2 混合队列的排队规则为优先级队列，即住院患者优先，门诊患者不享有优先权。类似的，本章分析了在分散决策和集中决策两种不同模式下的患者调度策略（图 6.5）。

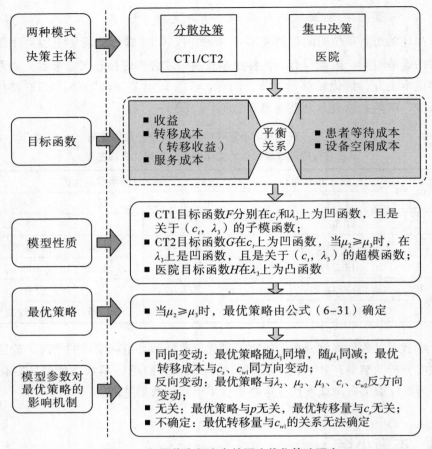

图 6.5　不同优先级患者的调度优化策略研究

主要研究内容包括：

（1）运用排队论对稳态下两个队列的患者等待成本和设备空闲成本进行刻画，从期望收益、服务成本、转移成本、患者等待成本及设备空闲成本等多维度对不同参与方的目标函数进行刻画；

（2）运用博弈论思想分析了不同主体之间的互动；

（3）对模型的结构性质进行了理论推导和证明；

（4）探讨了最优策略的存在性及唯一性；

（5）识别了模型参数与最优策略的影响关系，并运用数值算例分析进行验证。

此外，还分析了三方的目标函数最优值随各参数的变化情况，为制定合理的医疗服务资源调度优化策略提供了决策支持。

7 考虑患者双向转移的 医疗服务资源调度优化策略研究

前面两章探讨了在单向转移情境下，考虑患者具有相同优先级和不同优先级的医疗服务资源调度优化策略。本章对此情况进行拓展，在双向转移情境下讨论分散决策和集中决策模式下的调度优化策略。

7.1 问题描述

医院有两台 CT 设备，CT1 服务门诊患者，CT2 服务住院患者。假定两类患者的单位时间到达率服从泊松分布，两台设备单位时间的患者服务率服从负指数分布。患者通过先付费后预约的方式进行检查，患者所付费用直接作为 CT1 和 CT2 的收益。在检查过程中，两台设备管理方均能自主决定是否将患者转移到另外一条队列上，同时对对方的转移需求进行响应。考虑患者双向转移的检查排队示意图如图 7.1 所示。转移后，两个排队系统的服务强度 $\rho_1 < 1$，$\rho_2 < 1$。考虑患者转移后的速率十分复杂，本章不考虑前述章节中关于患者转移后速率的变化情况。本章考虑当患者转移后，其与原有队列患者的服务速率相同。因此，两台 CT 上的服务过程均可描述为 M/M/1 模型。当存在患者转移时，转移方需要向接收方支付转移患者的成本。

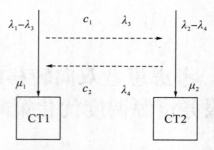

λ_3—CT1 转移至 CT2 的门诊患者的单位时间到达率；λ_4—CT2 转移至 CT1 的住院患者的单位时间到达率；c_1—CT1 转移至 CT2 的转移成本；c_2—CT2 转移至 CT1 的转移成本。

图 7.1 考虑患者双向转移的检查排队示意图

由于本章刻画的是患者双向转移过程，因此决策变量为双方的患者转移量和人均转移成本。同样地，在分散决策模式下，从 CT1 和 CT2 两个主体方出发，分别构建目标函数，考虑双方是否存在唯一的均衡解（转移量和转移成本），使得双方收益最大化。在集中决策模式下，双方统一由医院管理，不单独决策，考虑医院如何制定转移策略，实现医院成本最小化的目标。本章在后续分析中，将决策变量设定为 CT1 和 CT2 的患者转移量 λ_3 和 λ_4，以及人均转移成本 c_1 和 c_2。

本章的假设及参数的具体设定如下：

假设：

（1）门诊（住院）患者的单位时间到达率服从泊松分布，且独立同分布；

（2）CT1（CT2）的单位时间服务率服从负指数分布，且独立同分布；

（3）患者都想尽快得到治疗，因此被安排在最早的可用时间；

（4）患者不能取消预约；

（5）患者准时出现，且服务规则为先到先服务；

（6）两个排队系统的服务强度 $\rho_1 < 1$，$\rho_2 < 1$。

参数：

（1）λ_1：门诊患者的单位时间到达率；

（2）λ_2：住院患者的单位时间到达率；

（3）λ_3：CT1 转移至 CT2 的门诊患者的单位时间到达率；

（4）λ_4：CT2 转移至 CT1 的住院患者的单位时间到达率；

（5）$\bar{\lambda}_1$：CT1 上总体患者的单位时间到达率，$\bar{\lambda}_1 = \lambda_1 - \lambda_3 + \lambda_4$；

（6）$\bar{\lambda}_2$：CT2 上总体患者的单位时间到达率，$\bar{\lambda}_2 = \lambda_2 - \lambda_4 + \lambda_3$；

（7）μ_1：CT1 的单位时间患者服务率；

（8）μ_2：CT2 的单位时间患者服务率；

（9）p：患者进行 CT 检查的价格；

（10）c_s：CT 检查患者的单位时间服务成本；

（11）c_w：患者的单位时间等待成本；

（12）c_i：CT 设备的单位时间空闲成本。

当完成患者转移后，有：

$$\begin{cases} \bar{\lambda}_1 < \mu_1 \\ \bar{\lambda}_2 < \mu_2 \end{cases} \tag{7-1}$$

7.2　分散决策模式下的模型及结构性质

在分散决策模式下，CT1 和 CT2 的两设备管理方参与决策过程，以各自收益最大化为目标，本节对其动态博弈过程进行刻画，并详述最优解的求解过程。

7.2.1　模型建立

对 CT1 而言，其服务过程可刻画为标准的 M/M/1 模型。其总体到达率 $\bar{\lambda}_1 = \lambda_1 - \lambda_3 + \lambda_4$。其系统空闲的概率 P_0^1，队长 L_1 的表达式为：

$$P_0^1 = 1 - \rho_1 = 1 - \frac{\bar{\lambda}_1}{\mu_1} \tag{7-2}$$

$$L_1 = \frac{\bar{\lambda}_1}{\mu_1 - \bar{\lambda}_1} \tag{7-3}$$

CT1 的目标函数可分为 6 个部分：患者到达带来的收益、患者的转移成本、接收对方患者带来的收益、患者的服务成本、设备空闲成本、患者等待成本。具体表达式为：

$$F(c_1, \lambda_3, c_2, \lambda_4) = p\lambda_1 - c_1\lambda_3 + c_2\lambda_4 - c_s\bar{\lambda}_1 - c_i P_0^1 \mu_1 - c_w L_1$$

$$= p\lambda_1 - c_1\lambda_3 + c_2\lambda_4 - c_s\bar{\lambda}_1 - c_i(\mu_1 - \bar{\lambda}_1) - \frac{c_w\bar{\lambda}_1}{\mu_1 - \bar{\lambda}_1}$$

$$\tag{7-4}$$

类似的，CT2 的服务过程也是 M/M/1 模型。CT2 总体到达率 $\overline{\lambda}_2 = \lambda_2 + \lambda_3 - \lambda_4$。其目标函数同样可以分为 6 个部分：患者到达带来的收益、患者的转移成本、接收对方患者带来的收益、患者的服务成本、设备空闲成本、患者等待成本。P_0^2 为其系统空闲的概率，L_2 为队长，具体表达式为：

$$G(c_1, \lambda_3, c_2, \lambda_4) = p\lambda_2 - c_2\lambda_4 + c_1\lambda_3 - c_s\overline{\lambda}_2 - c_i P_0^2 \mu_2 - c_w L_2$$

$$= p\lambda_2 - c_2\lambda_4 + c_1\lambda_3 - c_s\overline{\lambda}_2 - c_i(\mu_2 - \overline{\lambda}_2) - \frac{c_w\overline{\lambda}_2}{\mu_2 - \overline{\lambda}_2}$$

$$(7-5)$$

对两设备管理方而言，其目标均为收益最大化，则有：

$$\begin{cases} \max F(c_1, \lambda_3, c_2, \lambda_4) \\ \max G(c_1, \lambda_3, c_2, \lambda_4) \end{cases} \qquad (7-6)$$

7.2.2　结构性质

引理 7.1　CT1 的目标函数 $F(c_1, \lambda_3, c_2, \lambda_4)$ 有如下性质：

（1）在 c_1 上是凹函数；

（2）在 λ_3 上是凹函数；

（3）在 c_2 上是凹函数；

（4）在 λ_4 上是凹函数；

（5）是关于 (c_1, λ_3) 的子模函数；

（6）是关于 (c_2, λ_4) 的超模函数；

（7）是关于 (λ_3, λ_4) 的超模函数；

（8）在 (λ_3, λ_4) 上是联合凹函数。

证明　由于目标函数 F 对 c_1 的一阶导数和二阶导数分别为：

$$\frac{\partial F}{\partial c_1} = -\lambda_3 \qquad (7-7)$$

$$\frac{\partial^2 F}{\partial c_1^2} = 0 \qquad (7-8)$$

故引理 7.1（1）得证，类似的，可以得到 $\frac{\partial F}{\partial c_2} = \lambda_4$，故引理 7.1（3）得证。

由于增加 1 个门诊患者转移至 CT2 带来的收益为：

$$\frac{\partial F}{\partial \lambda_3} = -c_1 + c_s - c_i + \frac{c_w\mu_1}{(\mu_1 - \lambda_1 + \lambda_3 - \lambda_4)^2} \qquad (7-9)$$

且 $\dfrac{\partial F}{\partial \lambda_3}$ 随着 λ_3 的增大而减小，随着 c_1 的增大而减小，故有：

$$\frac{\partial^2 F}{\partial \lambda_3^2} < 0 \tag{7-10}$$

$$\frac{\partial^2 F}{\partial c_1 \partial \lambda_3} < 0 \tag{7-11}$$

故引理 7.1（2）和引理 7.1（5）得证。

由于增加 1 个住院患者转移至本队列（CT1）带来的收益为：

$$\frac{\partial F}{\partial \lambda_4} = c_2 - c_s + c_i - \frac{c_w \mu_1}{(\mu_1 - \lambda_1 + \lambda_3 - \lambda_4)^2} \tag{7-12}$$

且 $\dfrac{\partial F}{\partial \lambda_4}$ 随着 λ_4 的增大而减小，随着 c_2 的增大而增大，故有：

$$\frac{\partial^2 F}{\partial \lambda_4^2} < 0 \tag{7-13}$$

$$\frac{\partial^2 F}{\partial c_2 \partial \lambda_4} > 0 \tag{7-14}$$

故引理 7.1（4）和引理 7.1（6）得证。

由于：

$$\frac{\partial^2 F}{\partial \lambda_3 \partial \lambda_4} = \frac{2 c_w \mu_1}{(\mu_1 - \lambda_1 + \lambda_3 - \lambda_4)^3} > 0 \tag{7-15}$$

故引理 7.1（7）得证。

由于 F 关于 (λ_3, λ_4) 的海塞矩阵为：

$$\boldsymbol{H}_F = \begin{bmatrix} \dfrac{\partial^2 F}{\partial \lambda_3^2} & \dfrac{\partial^2 F}{\partial \lambda_3 \partial \lambda_4} \\[3mm] \dfrac{\partial^2 F}{\partial \lambda_4 \partial \lambda_3} & \dfrac{\partial^2 F}{\partial \lambda_4^2} \end{bmatrix} = \frac{\partial^2 F}{\partial \lambda_3^2} \cdot \frac{\partial^2 F}{\partial \lambda_4^2} - \frac{\partial^2 F}{\partial \lambda_3 \partial \lambda_4} \cdot \frac{\partial^2 F}{\partial \lambda_4 \partial \lambda_3} = 0$$

$$\tag{7-16}$$

且 $\dfrac{\partial^2 F}{\partial \lambda_3^2} < 0$，故 F 是 (λ_3, λ_4) 的联合凹函数，引理 7.1（8）得证。

引理 7.2 CT2 的目标函数 $G(c_1, \lambda_3, c_2, \lambda_4)$ 有如下性质：

（1）在 c_1 上是凹函数；

（2）在 λ_3 上是凹函数；

（3）在 c_2 上是凹函数；

（4）在 λ_4 上是凹函数；

（5）是关于 (c_1, λ_3) 的超模函数；

（6）是关于 (c_2, λ_4) 的子模函数；

（7）是关于$(\lambda_3，\lambda_4)$的超模函数；

（8）在$(\lambda_3，\lambda_4)$上是联合凹函数。

证明 由于目标函数G对c_1的一阶导数和二阶导数分别为：

$$\frac{\partial G}{\partial c_1}=\lambda_3 \tag{7-17}$$

$$\frac{\partial^2 G}{\partial c_1^2}=0 \tag{7-18}$$

故引理7.2（1）得证，类似的，可以得到$\frac{\partial G}{\partial c_2}=-\lambda_4$，故引理7.2（3）得证。

由于增加1个门诊患者转移至本队列（CT2）带来的收益为：

$$\frac{\partial G}{\partial \lambda_3}=c_1-c_s+c_i-\frac{c_w\mu_2}{(\mu_2-\lambda_2-\lambda_3+\lambda_4)^2} \tag{7-19}$$

且$\frac{\partial G}{\partial \lambda_3}$随着$\lambda_3$的增大而减小，随着$c_1$的增大而增大，故有：

$$\frac{\partial^2 G}{\partial \lambda_3^2}<0 \tag{7-20}$$

$$\frac{\partial^2 G}{\partial c_1 \partial \lambda_3}>0 \tag{7-21}$$

故引理7.2（2）和引理7.2（5）得证。

由于增加1个住院患者转移至CT1带来的收益为：

$$\frac{\partial G}{\partial \lambda_4}=-c_2+c_s-c_i+\frac{c_w\mu_2}{(\mu_2-\lambda_2-\lambda_3+\lambda_4)^2} \tag{7-22}$$

且$\frac{\partial G}{\partial \lambda_4}$随着$\lambda_4$的增大而减小，随着$c_2$的增大而减小，故有：

$$\frac{\partial^2 G}{\partial \lambda_4^2}<0 \tag{7-23}$$

$$\frac{\partial^2 G}{\partial c_2 \partial \lambda_4}<0 \tag{7-24}$$

故引理7.2（4）和引理7.2（6）得证。

由于：

$$\frac{\partial^2 G}{\partial \lambda_3 \partial \lambda_4}=\frac{2c_w\mu_2}{(\mu_2-\lambda_2-\lambda_3+\lambda_4)^3}>0 \tag{7-25}$$

故引理7.2（7）得证。

由于G关于$(\lambda_3，\lambda_4)$的海塞矩阵为：

122

$$H_G = \begin{bmatrix} \dfrac{\partial^2 G}{\partial \lambda_3^2} & \dfrac{\partial^2 G}{\partial \lambda_3 \partial \lambda_4} \\[3mm] \dfrac{\partial^2 G}{\partial \lambda_4 \partial \lambda_3} & \dfrac{\partial^2 G}{\partial \lambda_4^2} \end{bmatrix} = \dfrac{\partial^2 G}{\partial \lambda_3^2} \cdot \dfrac{\partial^2 G}{\partial \lambda_4^2} - \dfrac{\partial^2 G}{\partial \lambda_3 \partial \lambda_4} \cdot \dfrac{\partial^2 G}{\partial \lambda_4 \partial \lambda_3} = 0$$

$$(7-26)$$

且 $\dfrac{\partial^2 G}{\partial \lambda_3^2} < 0$，故 G 是 (λ_3, λ_4) 的联合凹函数，引理 7.2（8）得证。

7.2.3 最优策略

定理 7.1 当双方达到最优时，最优解为：

$$\begin{cases} c_1 = c_2 = c_s - c_i + \dfrac{c_w (\sqrt{\mu_1} + \sqrt{\mu_2})^2}{(\mu_1 + \mu_2 - \lambda_1 - \lambda_2)^2} \\[3mm] \lambda_3 - \lambda_4 = \dfrac{\sqrt{\mu_1}(\mu_2 - \lambda_2) - \sqrt{\mu_2}(\mu_1 - \lambda_1)}{\sqrt{\mu_1} + \sqrt{\mu_2}} \end{cases}$$

$$(7-27)$$

证明 由引理 7.1 和引理 7.2 可知，CT1 和 CT2 的目标函数 F 和 G 均为 (λ_3, λ_4) 上的联合凹函数，故两个目标函数分别有极大值。

令：

$$\begin{cases} \dfrac{\partial F}{\partial \lambda_3} = 0 \\[3mm] \dfrac{\partial F}{\partial \lambda_4} = 0 \end{cases}$$

$$(7-28)$$

可以得到：

$$\dfrac{c_w \mu_1}{(\mu_1 - \lambda_1 + \lambda_3 - \lambda_4)^2} = c_1 + c_i - c_s = c_2 + c_i - c_s$$

$$(7-29)$$

故可知，当取得极值点时，有 $c_1 = c_2$，即 CT1 接收患者的收益与转移患者的成本相同。

类似的，对 CT2 的目标函数 G 进行分析，当其取极大值时有：

$$\begin{cases} \dfrac{\partial G}{\partial \lambda_3} = 0 \\[3mm] \dfrac{\partial G}{\partial \lambda_4} = 0 \end{cases}$$

$$(7-30)$$

可以得到：

$$\dfrac{c_w \mu_2}{(\mu_2 - \lambda_2 - \lambda_3 + \lambda_4)^2} = c_1 + c_i - c_s = c_2 + c_i - c_s$$

$$(7-31)$$

故当双方同时取得最大值时，有：

$$\frac{\mu_1}{(\mu_1 - \lambda_1 + \lambda_3 - \lambda_4)^2} = \frac{\mu_2}{(\mu_2 - \lambda_2 - \lambda_3 + \lambda_4)^2} \tag{7-32}$$

观察式（7-32）可以发现，当双方的目标函数同时达到最优时，双方转移量的差值 $\lambda_3 - \lambda_4$ 为一个常数，令 $\lambda_5 = \lambda_3 - \lambda_4$。上式可以转化为：

$$\frac{\mu_1}{(\mu_1 - \lambda_1 + \lambda_5)^2} = \frac{\mu_2}{(\mu_2 - \lambda_2 - \lambda_5)^2} \tag{7-33}$$

对式（7-33）求解即可得到 λ_5 表达式，将其代入式（7-29）即可得到 c_1 表达式，定理 7.1 得证。

由前面的推导可知，在本章的设定下，即便设置了患者的双向转移过程，当达到最优时，该问题的最优解与第 5 章的 Case3 情况类似。双方互动博弈过程最终取决于 CT1 到 CT2 的净转移量，即 $\lambda_3 - \lambda_4$。在第 5 章中，该值恒为正数；在本章中，该值的正负则没有限定。

7.3 集中决策模式下的模型及结构性质

在集中决策模式下，CT1 和 CT2 的管理者不参与决策，只有医院一个主体进行决策。本节通过对医院成本进行刻画，以医院成本最小化为目标，对最优解进行分析。

7.3.1 模型建立

医院的目标函数包含两部分：①公平性目标，即全体患者等待时间；②效率目标，即总空闲时间，其只关注双方的转移量 λ_3 和 λ_4。对医院而言，将患者进行转移会带来一些隐性成本，因此，医院管理者在操作过程中也会更多关注患者的单向转移，即关注 $\lambda_3 - \lambda_4$。当 $\lambda_3 - \lambda_4 > 0$ 时，患者由 CT1 向 CT2 转移；当 $\lambda_3 - \lambda_4 = 0$ 时，不存在患者的转移行为；当 $\lambda_3 - \lambda_4 < 0$ 时，患者由 CT2 向 CT1 转移。当医院管理者制定两设备方的患者转移策略后，对两个队列的等待时间和空闲时间进行刻画，得到目标函数表达式如下：

$$H(\lambda_3, \lambda_4) = c_w L_1 + c_w L_2 + c_i P_0^1 \mu_1 + c_i P_0^2 \mu_2 \tag{7-34}$$

令 $\lambda_5 = \lambda_3 - \lambda_4$，$\lambda_5$ 定义为 CT1 到 CT2 的净转移量，式（7-34）可以转化为：

$$H(\lambda_5) = c_w L_1 + c_w L_2 + c_i P_0^1 \mu_1 + c_i P_0^2 \mu_2$$

$$= \frac{c_w(\lambda_1 - \lambda_5)}{\mu_1 - \lambda_1 + \lambda_5} + \frac{c_w(\lambda_2 + \lambda_5)}{\mu_2 - \lambda_2 - \lambda_5} + c_i(\mu_1 + \mu_2 - \lambda_1 - \lambda_2)$$

$$\tag{7-35}$$

对医院管理者而言，目标为医院成本最小化，则有：

$$\min H(\lambda_5) \tag{7-36}$$

其中，λ_5 的定义域为：

$$\max(\lambda_1-\mu_1,\ -\lambda_2) < \lambda_5 < \min(\lambda_1,\ \mu_2-\lambda_2) \tag{7-37}$$

7.3.2　结构性质

在集中决策模式上，即只对医院一方进行分析，具体分析过程要比分散决策模式下简单得多。由于只涉及一个决策变量，因此模型的结构性质及最优解的情况可通过计算一阶和二阶导数得到。具体如下：

$$\frac{dH(\lambda_5)}{d\lambda_5} = -\frac{c_w\mu_1}{(\mu_1-\lambda_1+\lambda_5)^2} + \frac{c_w\mu_2}{(\mu_2-\lambda_2-\lambda_5)^2} \tag{7-38}$$

$$\frac{d^2H(\lambda_5)}{d\lambda_5^2} \geqslant 0 \tag{7-39}$$

引理 7.3　$H(\lambda_5)$ 为关于 λ_5 的凸函数。

证明　结合前面 CT1 和 CT2 双方目标函数的凹性，引理 7.3 可得证。

7.3.3　最优策略

定理 7.2　医院的最优策略 λ_5^* 由 $\dfrac{dH(\lambda_5)}{d\lambda_5}=0$ 确定。

证明　由于 $H(\lambda_5)$ 为凸函数，存在全局最小值。令其一阶导数为 0，即可得到唯一最优解。

由于分散决策模式下和集中决策模式下的最优解一致，因此下面仅就分散决策模式下的最优解进行灵敏度分析和数值算例分析。

7.4　灵敏度分析

接下来对最优解进行灵敏度分析，即研究在系统参数变动时，最优解的变动规律。

引理 7.4　最优解 $O_*(c_1^*,\ \lambda_5^*)$ 随着系统运行指标和成本相关指标的变化规律为：

(1) $\dfrac{\partial c_1^*}{\partial \lambda_1}>0,\ \dfrac{\partial \lambda_5^*}{\partial \lambda_1}>0$；

125

(2) $\dfrac{\partial c_1^*}{\partial \lambda_2}>0$, $\dfrac{\partial \lambda_5^*}{\partial \lambda_2}<0$；

(3) $\dfrac{\partial c_1^*}{\partial \mu_1}$和$\dfrac{\partial \lambda_5^*}{\partial \mu_1}$的正负与初始参数设置有关，且两者呈同向变动关系，即$\dfrac{\partial c_1^*}{\partial \mu_1}\cdot\dfrac{\partial \lambda_5^*}{\partial \mu_1}\geqslant0$；

(4) $\dfrac{\partial c_1^*}{\partial \mu_2}$和$\dfrac{\partial \lambda_5^*}{\partial \mu_2}$的正负与初始参数设置有关，且两者呈反向变动关系，即$\dfrac{\partial c_1^*}{\partial \mu_2}\cdot\dfrac{\partial \lambda_5^*}{\partial \mu_2}\leqslant0$；

(5) $\dfrac{\partial c_1^*}{\partial p}=0$, $\dfrac{\partial \lambda_5^*}{\partial p}=0$；

(6) $\dfrac{\partial c_1^*}{\partial c_s}>0$, $\dfrac{\partial \lambda_5^*}{\partial c_s}=0$；

(7) $\dfrac{\partial c_1^*}{\partial c_i}<0$, $\dfrac{\partial \lambda_5^*}{\partial c_i}=0$；

(8) $\dfrac{\partial c_1^*}{\partial c_w}>0$, $\dfrac{\partial \lambda_5^*}{\partial c_w}=0$。

7.4.1 最优解随系统运行指标的变化规律

7.4.1.1 最优解随需求变动规律

1. λ_1

由于c_1^*对λ_1的偏导数为：

$$\frac{\partial c_1^*}{\partial \lambda_1}=\frac{2c_w(\sqrt{\mu_1}+\sqrt{\mu_2})^2}{(\mu_1+\mu_2-\lambda_1-\lambda_2)^3}>0 \qquad (7-40)$$

同样的，λ_5^*对λ_1的偏导数为：

$$\frac{\partial \lambda_5^*}{\partial \lambda_1}=\frac{\sqrt{\mu_2}}{\sqrt{\mu_1}+\sqrt{\mu_2}}>0 \qquad (7-41)$$

结合以上分析，有$\dfrac{\partial c_1^*}{\partial \lambda_1}>0$, $\dfrac{\partial \lambda_5^*}{\partial \lambda_1}>0$。

2. λ_2

由于c_1^*对λ_2的偏导数为：

$$\frac{\partial c_1^*}{\partial \lambda_2}=\frac{2c_w(\sqrt{\mu_1}+\sqrt{\mu_2})^2}{(\mu_1+\mu_2-\lambda_1-\lambda_2)^3}>0 \qquad (7-42)$$

同样的，λ_5^* 对 λ_2 的偏导数为：

$$\frac{\partial \lambda_5^*}{\partial \lambda_2} = -\frac{\sqrt{\mu_1}}{\sqrt{\mu_1} + \sqrt{\mu_2}} < 0 \tag{7-43}$$

结合以上分析，有 $\dfrac{\partial c_1^*}{\partial \lambda_2} > 0$，$\dfrac{\partial \lambda_5^*}{\partial \lambda_2} < 0$。

7.4.1.2　最优解随服务速率变动规律

1. μ_1

由于 c_1^* 对 μ_1 的偏导数为：

$$\begin{aligned}
\frac{\partial c_1^*}{\partial \mu_1} &= c_w \cdot \frac{(\sqrt{\mu_1} + \sqrt{\mu_2})(\mu_1 + \mu_2 - \lambda_1 - \lambda_2) - 2\sqrt{\mu_1}(\sqrt{\mu_1} + \sqrt{\mu_2})^2}{\sqrt{\mu_1}(\mu_1 + \mu_2 - \lambda_1 - \lambda_2)^3} \\
&= \frac{c_w(\sqrt{\mu_1} + \sqrt{\mu_2})(\mu_2 - \mu_1 - \lambda_1 - \lambda_2 - 2\sqrt{\mu_1\mu_2})}{\sqrt{\mu_1}(\mu_1 + \mu_2 - \lambda_1 - \lambda_2)^3}
\end{aligned} \tag{7-44}$$

同样的，λ_5^* 对 μ_1 的偏导数为：

$$\begin{aligned}
\frac{\partial \lambda_5^*}{\partial \mu_1} &= \frac{\left[\frac{(\mu_2 - \lambda_2)}{2\sqrt{\mu_1}} - \sqrt{\mu_2}\right](\sqrt{\mu_1} + \sqrt{\mu_2})}{(\sqrt{\mu_1} + \sqrt{\mu_2})^2} - \frac{\sqrt{\mu_1}(\mu_2 - \lambda_2) - \sqrt{\mu_2}(\mu_1 - \lambda_1)}{2\sqrt{\mu_1}(\sqrt{\mu_1} + \sqrt{\mu_2})^2} \\
&= \frac{(\sqrt{\mu_1} + \sqrt{\mu_2})(\mu_2 - \lambda_2 - 2\sqrt{\mu_1\mu_2}) - \sqrt{\mu_1}(\mu_2 - \lambda_2) + \sqrt{\mu_2}(\mu_1 - \lambda_1)}{2\sqrt{\mu_1}(\sqrt{\mu_1} + \sqrt{\mu_2})^2} \\
&= \frac{\sqrt{\mu_2}(\mu_2 - \mu_1 - \lambda_1 - \lambda_2 - 2\sqrt{\mu_1\mu_2})}{2\sqrt{\mu_1}(\sqrt{\mu_1} + \sqrt{\mu_2})^2}
\end{aligned} \tag{7-45}$$

结合以上分析，当 $\mu_2 - \mu_1 - \lambda_2 - \lambda_1 - 2\sqrt{\mu_1\mu_2} > 0$ 时，$\dfrac{\partial c_1^*}{\partial \mu_1} > 0$，$\dfrac{\partial \lambda_5^*}{\partial \mu_1} > 0$；

当 $\mu_2 - \mu_1 - \lambda_2 - \lambda_1 - 2\sqrt{\mu_1\mu_2} \leqslant 0$ 时，$\dfrac{\partial c_1^*}{\partial \mu_1} \leqslant 0$，$\dfrac{\partial \lambda_5^*}{\partial \mu_1} \leqslant 0$。

引理 7.4（3）得证。

2. μ_2

由于 c_1^* 对 μ_2 的偏导数为：

$$\frac{\partial c_1^*}{\partial \mu_2} = c_w \cdot \frac{(\sqrt{\mu_1}+\sqrt{\mu_2})(\mu_1+\mu_2-\lambda_1-\lambda_2)-2\sqrt{\mu_2}(\sqrt{\mu_1}+\sqrt{\mu_2})^2}{\sqrt{\mu_2}(\mu_1+\mu_2-\lambda_1-\lambda_2)^3}$$

$$= \frac{c_w(\sqrt{\mu_1}+\sqrt{\mu_2})(\mu_1-\mu_2-\lambda_1-\lambda_2-2\sqrt{\mu_1\mu_2})}{\sqrt{\mu_2}(\mu_1+\mu_2-\lambda_1-\lambda_2)^3}$$

$$(7-46)$$

同样的，λ_5^* 对 μ_2 的偏导数为：

$$\frac{\partial \lambda_5^*}{\partial \mu_2} = \frac{\left[\sqrt{\mu_1}-\frac{(\mu_1-\lambda_1)}{2\sqrt{\mu_2}}\right](\sqrt{\mu_1}+\sqrt{\mu_2})}{(\sqrt{\mu_1}+\sqrt{\mu_2})^2} - \frac{\sqrt{\mu_1}(\mu_2-\lambda_2)-\sqrt{\mu_2}(\mu_1-\lambda_1)}{2\sqrt{\mu_2}(\sqrt{\mu_1}+\sqrt{\mu_2})^2}$$

$$= \frac{(\sqrt{\mu_1}+\sqrt{\mu_2})(2\sqrt{\mu_1\mu_2}-\mu_1+\lambda_1)-\sqrt{\mu_1}(\mu_2-\lambda_2)+\sqrt{\mu_2}(\mu_1-\lambda_1)}{2\sqrt{\mu_2}(\sqrt{\mu_1}+\sqrt{\mu_2})^2}$$

$$= \frac{\sqrt{\mu_1}(\mu_2-\mu_1+\lambda_1+\lambda_2+2\sqrt{\mu_1\mu_2})}{2\sqrt{\mu_2}(\sqrt{\mu_1}+\sqrt{\mu_2})^2}$$

$$(7-47)$$

结合以上分析，当 $\mu_1-\mu_2-\lambda_1-\lambda_2-2\sqrt{\mu_1\mu_2}>0$ 时，$\frac{\partial c_1^*}{\partial \mu_2}>0$，$\frac{\partial \lambda_5^*}{\partial \mu_2}<0$；

当 $\mu_1-\mu_2-\lambda_1-\lambda_2-2\sqrt{\mu_1\mu_2}\leqslant 0$ 时，$\frac{\partial c_1^*}{\partial \mu_2}\leqslant 0$，$\frac{\partial \lambda_5^*}{\partial \mu_2}\geqslant 0$。

引理 7.4（4）得证。

7.4.2 最优解随成本相关指标的变化规律

7.4.2.1 最优解随价格成本变动规律

c_1^* 和 λ_5^* 对 p 的偏导数为：

$$\frac{\partial c_1^*}{\partial p} = \frac{\partial \lambda_5^*}{\partial p} = 0 \qquad (7-48)$$

结合以上分析，有 $\frac{\partial c_1^*}{\partial p}=0$，$\frac{\partial \lambda_5^*}{\partial p}=0$。

7.4.2.2 最优解随检查成本变动规律

c_1^* 和 λ_5^* 对 c_s 的偏导数为：

$$\frac{\partial c_1^*}{\partial c_s} = 1 \qquad (7-49)$$

$$\frac{\partial \lambda_5^*}{\partial c_s} = 0 \qquad (7-50)$$

结合以上分析，有 $\dfrac{\partial c_1^*}{\partial c_s} > 0$，$\dfrac{\partial \lambda_5^*}{\partial c_s} = 0$。

7.4.2.3　最优解随空闲成本变动规律

c_1^* 和 λ_5^* 对 c_i 的偏导数为：

$$\frac{\partial c_1^*}{\partial c_i} = -1 \tag{7-51}$$

$$\frac{\partial \lambda_5^*}{\partial c_i} = 0 \tag{7-52}$$

结合以上分析，有 $\dfrac{\partial c_1^*}{\partial c_i} < 0$，$\dfrac{\partial \lambda_5^*}{\partial c_i} = 0$。

7.4.2.4　最优解随等待成本变动规律

c_1^* 和 λ_5^* 对 c_w 的偏导数为：

$$\frac{\partial c_1^*}{\partial c_w} = \frac{(\sqrt{\mu_1} + \sqrt{\mu_2})^2}{(\mu_1 + \mu_2 - \lambda_1 - \lambda_2)^2} > 0 \tag{7-53}$$

$$\frac{\partial \lambda_5^*}{\partial c_w} = 0 \tag{7-54}$$

结合以上分析，有 $\dfrac{\partial c_1^*}{\partial c_w} > 0$，$\dfrac{\partial \lambda_5^*}{\partial c_w} = 0$。

7.5　数值算例分析

本节将对前面构建的理论模型进行数值算例分析，直观地分析最优策略在不同系统运行指标和成本相关指标下的变动过程，同时研究三方的目标函数值的变化规律。

基准模型参数设置如下：$\lambda_1 = 10$、$\lambda_2 = 6$、$\mu_1 = 9$、$\mu_2 = 12$、$p = 50$、$c_s = 20$、$c_i = 16$、$c_w = 4$。根据定理 7.1，可以得到均衡策略为：$c_1^* = 10.69$、$\lambda_5^* = 3.32$。CT1、CT2 和医院三方的目标函数最优值分别为：$F = 282.29$、$G = 92.29$、$H = 105.43$。

7.5.1　系统运行指标变动

7.5.1.1　需求量变动

1. 门诊患者的单位时间到达率 λ_1 变动

随着 λ_1 增加，最优转移成本和最优净转移量都呈递增趋势。CT1 的收益呈先上升后下降趋势，CT2 的收益呈上升趋势，而医院总成本呈下降趋势（表 7.1）。

表 7.1 门诊患者的单位时间不同到达率 λ_1 下的最优策略
及三方目标函数最优值的变化情况

λ_1	最优策略		目标函数最优值		
	c_1^*	λ_5^*	F	G	H
8	7.41	2.25	209.25	82.87	127.88
9	8.64	2.78	248.14	86.00	115.86
10	10.69	3.32	282.29	92.29	105.43
11	14.45	3.86	306.32	105.89	97.78
12	22.57	4.39	304.57	139.71	95.71

2. 住院患者的单位时间到达率 λ_2 变动

当 λ_2 逐渐增大时，CT2 设备空闲逐渐变少，对门诊患者的需求量下降，因此 λ_5^* 呈递减趋势，转移成本上升。对 CT1 而言，其收益逐渐减少，CT2 收益逐渐增加，医院的总成本逐渐减少（表 7.2）。

表 7.2 住院患者的单位时间不同到达率 λ_2 下的最优策略
及三方目标函数最优值的变化情况

λ_2	最优策略		目标函数最优值		
	c_1^*	λ_5^*	F	G	H
4	7.41	4.25	294.43	-2.30	127.88
5	8.64	3.78	289.50	44.64	115.86
6	10.69	3.32	282.29	92.29	105.43
7	14.45	2.86	270.77	141.45	97.78
8	22.57	2.39	249.72	194.57	95.71

7.5.1.2 服务速率变动

1. CT1 的单位时间患者服务率 μ_1 变动

随着 μ_1 的增加，CT1 的服务速率加快，希望更多地服务患者，因此最优净转移量下降，转移成本下降。对 CT1 而言，其收益先上升后下降（当 μ_1 较大时，空闲成本较高）；对 CT2 而言，其收益逐渐下降；而医院的总成本呈上升趋势（表 7.3）。

表 7.3 CT1 的单位时间患者服务率 μ_1 变动下的最优策略
及三方目标函数最优值的变化情况

μ_1	最优策略		目标函数最优值		
	c_1^*	λ_5^*	F	G	H
7	20.59	4.30	259.12	131.11	89.77
8	13.90	3.80	280.61	103.80	95.60
9	10.69	3.32	282.29	92.29	105.43
10	8.88	2.86	276.06	86.67	117.27
11	7.75	2.42	266.05	83.68	130.27

2. CT2 的单位时间患者服务率 μ_2 变动

类似的，随着 μ_2 逐渐增大，CT2 的服务能力增强，此时其更愿意服务转移患者，因此会降低转移成本以吸引患者。当转移成本降低时，CT1 会增加转移量。因此，CT1 收益逐渐增加，CT2 收益逐渐减小（当 μ_2 增大时，空闲成本较高），医院总成本逐渐增加（表 7.4）。

表 7.4 CT2 的单位时间患者服务率 μ_2 变动下的最优策略
及三方目标函数最优值的变化情况

μ_2	最优策略		目标函数最优值		
	c_1^*	λ_5^*	F	G	H
10	20.88	2.46	253.82	135.54	90.63
11	13.97	2.90	272.13	111.97	95.90
12	10.69	3.32	282.29	92.29	105.43
13	8.85	3.72	288.73	74.18	117.09
14	7.71	4.11	293.18	56.85	129.97

7.5.2 成本相关指标变动

7.5.2.1 价格变动

与前面两章类似，最优均衡策略在价格 p 的变动下唯一且相同。医院的最优成本也与之无关。而 CT1 和 CT2 两方的收益值则与 p 同向变化（表 7.5）。

表 7.5　不同检查价格 p 下的最优策略
及三方目标函数最优值的变化情况

p	最优策略		目标函数最优值		
	c_1^*	λ_5^*	F	G	H
30	10.69	3.32	82.29	−27.71	105.43
40	10.69	3.32	182.29	32.29	105.43
50	10.69	3.32	282.29	92.29	105.43
60	10.69	3.32	382.29	152.29	105.43
70	10.69	3.32	482.29	212.29	105.43

7.5.2.2　检查成本变动

最优净转移量及医院的最优成本与检查成本 c_s 无关，但最优转移成本与 c_s 同向变化。随着检查成本的上升，CT1 和 CT2 两方的目标收益值呈下降趋势（表 7.6）。

表 7.6　不同检查成本 c_s 下的最优策略
及三方目标函数最优值的变化情况

c_s	最优策略		目标函数最优值		
	c_1^*	λ_5^*	F	G	H
16	6.69	3.32	322.29	116.29	105.43
18	8.69	3.32	302.29	104.29	105.43
20	10.69	3.32	282.29	92.29	105.43
22	12.69	3.32	262.29	80.29	105.43
24	14.69	3.32	242.29	68.29	105.43

7.5.2.3　空闲成本变动

当空闲成本增加时，最优转移成本下降，而最优净转移量不变。因此，CT1 收益逐渐上升，CT2 收益逐渐下降，医院总成本逐渐上升（表 7.7）。

表 7.7　不同空闲成本 c_i 下的最优策略
及三方目标函数最优值的变化情况

c_i	最优策略		目标函数最优值		
	c_1^*	λ_5^*	F	G	H
12	14.69	3.32	278.29	116.29	85.43

c_i	最优策略		目标函数最优值		
	c_1^*	λ_5^*	F	G	H
14	12.69	3.32	280.29	104.29	95.43
16	10.69	3.32	282.29	92.29	105.43
18	8.69	3.32	284.29	80.29	115.43
20	6.69	3.32	286.29	68.29	125.43

7.5.2.4 等待成本变动

当单位时间等待成本 c_w 增加时,最优转移成本随之增加,但最优净转移量不变。CT1 的收益逐渐下降,而 CT2 的收益逐渐上升,医院总成本上升(表 7.8)。

**表 7.8 不同等待成本 c_w 下的最优策略
及三方目标函数最优值的变化情况**

c_w	最优策略		目标函数最优值		
	c_1^*	λ_5^*	F	G	H
2	7.34	3.32	299.14	88.14	92.71
3	9.01	3.32	290.72	90.21	99.07
4	10.69	3.32	282.29	92.29	105.43
5	12.36	3.32	273.86	94.36	111.78
6	14.03	3.32	265.43	96.43	118.14

本节通过数值算例分析,研究了最优策略随两类指标变动的情况,验证了灵敏度分析的结果;并对比了在不同场景下,三方的目标函数最优值的变化过程,为双向转移情境下的检查调度优化策略研究提供了丰富的数值基础。

7.6 本章小结

在双向转移情境下,本章分析了在分散决策和集中决策两种不同模式下的患者调度策略(图 7.2)。在本章的设定下,该问题可以退化为单向转移问题。

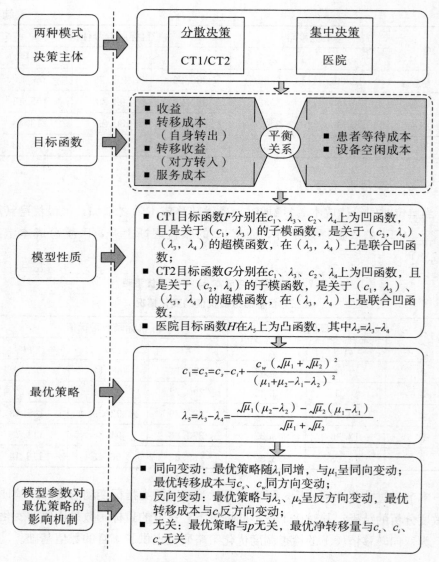

图 7.2 考虑患者双向转移的调度优化策略研究

主要研究内容包括：

（1）运用排队论对稳态下两个队列的患者等待成本和设备空闲成本进行刻画，从期望收益、服务成本、转移成本、转移收益、患者等待成本及设备空闲成本等多维度对不同参与方的目标函数进行刻画；

（2）运用博弈论思想分析了不同主体之间的互动；

（3）对模型的结构性质进行了理论推导和证明；

（4）探讨了最优策略的存在性及唯一性；

（5）识别了模型参数与最优策略的影响关系，并运用数值算例分析进行验证。

此外，还分析了三方的目标函数最优值随各参数的变化情况，为制定合理的医疗服务资源调度优化策略提供了决策参考。

本章的模型构建能进一步扩展用于分析双向转诊政策下的患者上下转诊过程，因而具有较强的适用性。

8 总结与展望

医疗服务的供需失衡是各国医疗服务体系面临的共同考验。在医疗服务供给短期内无法快速扩张的前提下，制定科学的医疗服务资源调度优化策略，提升医疗服务的可及性与公平性，降低患者的等待时间，提高患者满意度至关重要。以此为背景，本书聚焦我国大型综合医院医技科室的运作管理问题，基于供需匹配视角，系统性地探讨如何通过有效的需求管理实现医疗服务资源的调度优化。

医技科室是医院的重要部门，作为医院服务流程的关键性中间环节，其服务效率直接影响患者能否得到准确的诊断，进而影响患者的后续治疗。此外，由于设备的购置成本高、运行成本高、使用技术较为复杂，医疗检查对医疗费用的增长有着显著的影响作用。如果资源不能得到合理利用，将会带来更高的医疗成本。在医疗检查过程中，存在患者预约量和检查量不匹配、非紧急患者等待时间过长、不同设备利用率不均衡等问题。鉴于医疗服务资源的共享性特征，本书以资源共享为核心，致力于通过有效的需求管理建立科学的医疗服务资源调度优化策略，进而促进供需的精准匹配。

本书以医疗服务资源运作管理中的重点和难点问题为依托，以需求管理为切入点，从需求预测和需求调度两个维度开展了深入研究。一方面，探讨了机器学习算法、排队论、博弈论等相关理论方法在医疗服务需求预测及医疗服务资源调度优化问题上的适用性和有效性，研究结果对于丰富医疗服务运作管理领域的理论研究具有重要的学术价值。另一方面，研究结果能够为医院管理实践（急诊产能预留、患者调度）提供有价值的决策支持。

8.1 研究总结

本书的主要研究工作归纳如下：

（1）在医疗服务资源调度案例分析上，主要对医疗服务资源调度中存在的问题进行概述，并对医疗服务运作管理的关键数据进行分析。当前医疗服务资源调度存在以下两点问题：①平扫服务中，急诊患者到达量占比较高，由于当前急诊预留策略不精准，造成了非紧急患者的等待时间过长，亟须提升急诊量预测的精度；②当前患者的实时调度策略有待优化，由于不同设备（同等级、不同等级）之间服务利用率不均衡，造成了患者等待时间过长、设备出现空闲等问题，亟须建立科学的医疗服务资源调度优化策略。运用多种统计分析技术对患者到达过程及服务时间等运作管理数据进行分析，得到以下两点结论：①3 类患者到达过程具有显著差异性，且具有鲜明的周次和时次特征。②平扫服务中不同类型患者的服务时间具有一定差异性，但门诊和住院患者的服务时间差异性不显著。该部分的数据分析为本书后续章节的理论建模及数值算例提供了数据支撑。

（2）在需求预测问题上，本书针对放射科 CT 急诊量建立了线性与非线性预测模型，并刻画了不同滞后天数对模型预测性能的影响。针对现有急诊量预测相关研究在预测模型选取上存在的不足，本书充分考虑了患者到达过程的复杂性，特别是其序列中存在的非线性特征，综合构建了包括 ARIMA 和多种机器学习算法在内的线性与非线性模型，以刻画不同类别患者到达量的差异性，探讨了不同滞后天数对于机器学习模型性能的影响，最终明确了不同类别急诊量在最优预测模型和影响因素上的差异性。具体结论为：①不同类型急诊量的最优模型不同，且影响因素不同；②不同类型急诊量的各模型之间存在一定差异；③考虑不同的滞后天数，各模型的预测性能不同。

（3）在需求调度问题上，构建了基于排队论和博弈论的集成分析框架，从分散决策与集中决策的视角分析了两类需求（相同优先级、不同优先级）在两台设备间的单向和双向转移问题，以实现不同业务单元之间的医疗服务需求联动调度，并综合考虑了效率性目标和公平性目标。该研究结果能够为医院实践管理者在进行需求分配管理时提供决策支持。

①第 5 章聚焦于相同优先级患者的医疗服务资源调度优化策略研究。当门诊患者从 CT1 转移至 CT2 时，CT2 的排队系统可以用 $M/H_2/1$ 模型进行刻画。在分散决策模式下，两设备管理方以各自期望收益最大化为目标；在集中决策模式下，医院以实现期望成本最小化为目标。通过对目标函数的性质进行理论推导和证明，探讨了最优解的存在性及唯一性，以及收敛到最优解的条件，并进行了灵敏度分析和数值算例分析。得到以下结论：（a）CT1 的目标函数 F (c_t, λ_3) 分别在 c_t 和 λ_3 上是凹函数，且是关于 (c_t, λ_3) 的子模函数。CT2 的目标函数 G (c_t, λ_3) 是关于 (c_t, λ_3) 的超模函数；G (c_t, λ_3)

是关于 c_t 的凹函数，且当 $\mu_2 \geqslant \mu_3$ 时，在 λ_3 上是凹函数。(b) $\lambda_3(c_t)$ 是 c_t 的减函数。当 $\mu_2 \geqslant \mu_3$ 时，$c_t(\lambda_3)$ 是 λ_3 的增函数。(c) 当 $\mu_2 \geqslant \mu_3$ 时，医院的目标函数 $H(\lambda_3)$ 为关于 λ_3 的凸函数。(d) 最优转移成本 c_t^* 与 λ_1、c_s、c_w 同向变化，与 μ_1、μ_2、c_i 反向变化，与 p 无关；最优转移量 λ_3^* 与 λ_1、μ_2、c_i 同向变化，与 μ_1 反向变化，与 p、c_s 无关。尽管最优转移成本 c_t^* 和转移量 λ_3^* 与 λ_2 和 μ_3 的关系不确定，但两者的变化趋势相反，有 $\dfrac{\partial c_t^*}{\partial \lambda_2} \cdot \dfrac{\partial \lambda_3^*}{\partial \lambda_2} \leqslant 0$，$\dfrac{\partial c_t^*}{\partial \mu_3} \cdot \dfrac{\partial \lambda_3^*}{\partial \mu_3} \leqslant 0$。

②第 6 章研究了不同优先级患者的医疗服务资源调度优化策略。当住院患者从 CT1 转移至 CT2 时，此时 CT2 为优先级队列。首先，基于排队论计算相应指标，构建三方的目标函数。然后，分别在分散决策和集中决策模式下进行具体分析，确定最优均衡策略。最后，运用灵敏度分析和数值算例分析对模型的可靠性进行验证。主要结论为：(a) CT1 的目标函数 F (c_t, λ_3) 分别在 c_t 和 λ_3 上是凹函数，且是关于 (c_t, λ_3) 的子模函数。CT2 的目标函数 G (c_t, λ_3) 是关于 (c_t, λ_3) 的超模函数；在 c_t 上是凹函数，且当 $\mu_2 \geqslant \mu_3$ 时，在 λ_3 上是凹函数。(b) $\lambda_3(c_t)$ 是 c_t 的减函数。当 $\mu_2 \geqslant \mu_3$ 时，$c_t(\lambda_3)$ 是 λ_3 的增函数。(c) 当 $\mu_2 \geqslant \mu_3$ 时，医院的目标函数 $H(\lambda_3)$ 为关于 λ_3 的凸函数。(d) 最优转移成本 c_t^* 与 λ_1、c_s、c_{w1}、c_{w2} 同向变化，与 μ_1、μ_2、c_i 反向变化，与 p 无关；最优转移量 λ_3^* 与 λ_1、μ_2、c_i 同向变化，与 μ_1、c_{w2} 反向变化，与 p、c_s 无关。尽管最优转移成本 c_t^* 和转移量 λ_3^* 与 λ_2 和 μ_3 的关系不确定，但两者的变化趋势相反，有 $\dfrac{\partial c_t^*}{\partial \lambda_2} \cdot \dfrac{\partial \lambda_3^*}{\partial \lambda_2} \leqslant 0$，$\dfrac{\partial c_t^*}{\partial \mu_3} \cdot \dfrac{\partial \lambda_3^*}{\partial \mu_3} \leqslant 0$。

③第 7 章在第 5 章和第 6 章的基础上进一步拓展到双向转移情境。即考虑了分散决策和集中决策模式下两台设备之间的患者双向转移过程，在本章的设定下，该双向转移问题可以退化为单向转移问题。研究思路和前面类似，主要结论为：(a) CT1 的目标函数 F $(c_1, \lambda_3, c_2, \lambda_4)$ 分别在 c_1、λ_3、c_2、λ_4 上为凹函数，且是关于 (c_1, λ_3) 的子模函数，是关于 (c_2, λ_4) 和 (λ_3, λ_4) 的超模函数，在 (λ_3, λ_4) 上为联合凹函数。(b) CT2 的目标函数 G $(c_1, \lambda_3, c_2, \lambda_4)$ 分别在 c_1、λ_3、c_2、λ_4 上为凹函数，且是关于 (c_2, λ_4) 的子模函数，是关于 (c_1, λ_3) 和 (λ_3, λ_4) 的超模函数，在 (λ_3, λ_4) 上为联合凹函数。(c) 医院的目标函数 H (λ_5) 在 λ_5 上为凸函数，其中 $\lambda_5 = \lambda_3 - \lambda_4$。(d) 最优转移成本 c_1^* 与 λ_1、λ_2、c_s、c_w 同向变化，与 c_i 反向变化，与 p 无关；最优净转移量

λ_5^* 与 λ_1 同向变化，与 λ_2 反向变化，与 p、c_s、c_i、c_w 无关。尽管最优转移成本 c_t^* 和净转移量 λ_5^* 与 μ_1 和 μ_2 的关系不确定，但两者的变化趋势有如下关系：$\dfrac{\partial c_t^*}{\partial \mu_1} \cdot \dfrac{\partial \lambda_5^*}{\partial \mu_1} \geqslant 0$，$\dfrac{\partial c_t^*}{\partial \mu_2} \cdot \dfrac{\partial \lambda_5^*}{\partial \mu_2} \leqslant 0$。

表 8.1 总结了医疗服务资源调度优化问题特征及函数性质。虽然场景设定不同，但总体而言，模型参数对最优策略的影响是较为一致的（表 8.2），进一步验证了模型的可靠性。此外，当系统某一参数增加而其他参数不变时，三方目标函数最优值的变化情况见表 8.3。

表 8.1 医疗服务资源调度优化问题特征及函数性质

特征	第 5 章	第 6 章	第 7 章
患者转移过程	单向转移（相同优先级患者）	单向转移（不同优先级患者）	双向转移
队列类型	CT1：M/M/1 CT2：M/H$_2$/1	CT1：M/M/1 CT2：优先级队列	CT1：M/M/1 CT2：M/M/1
目标函数设置	分散决策模式：两设备方单独决策，目标函数为各自期望总收益最大化 集中决策模式：医院单独决策，目标函数为期望总成本最小化		
函数性质	F 分别在 c_t 和 λ_3 上是凹函数；G 在 c_t 上是凹函数，且当 $\mu_2 \geqslant \mu_3$ 时，在 λ_3 上是凹函数；H 是关于 λ_3 的凸函数	F 分别在 c_t 和 λ_3 上是凹函数；G 在 c_t 上是凹函数，且当 $\mu_2 \geqslant \mu_3$ 时，在 λ_3 上是凹函数；H 是关于 λ_3 的凸函数	F 分别在 c_1、λ_3、c_2、λ_4 上为凹函数，在 (λ_3, λ_4) 上为联合凹函数；G 分别在 c_1、λ_3、c_2、λ_4 上为凹函数，在 (λ_3, λ_4) 上为联合凹函数；H 是关于 λ_5 的凸函数，其中 $\lambda_5 = \lambda_3 - \lambda_4$

表 8.2 医疗服务资源调度优化模型的系统参数对最优策略的影响关系

模型系统参数	第 5 章	第 6 章	第 7 章
λ_1	$\dfrac{\partial c_t^*}{\partial \lambda_1} > 0$，$\dfrac{\partial \lambda_3^*}{\partial \lambda_1} > 0$	$\dfrac{\partial c_t^*}{\partial \lambda_1} > 0$，$\dfrac{\partial \lambda_3^*}{\partial \lambda_1} > 0$	$\dfrac{\partial c_1^*}{\partial \lambda_1} > 0$，$\dfrac{\partial \lambda_5^*}{\partial \lambda_1} > 0$
λ_2	$\dfrac{\partial c_t^*}{\partial \lambda_2} \cdot \dfrac{\partial \lambda_3^*}{\partial \lambda_2} \leqslant 0$	$\dfrac{\partial c_t^*}{\partial \lambda_2} \cdot \dfrac{\partial \lambda_3^*}{\partial \lambda_2} \leqslant 0$	$\dfrac{\partial c_1^*}{\partial \lambda_2} > 0$，$\dfrac{\partial \lambda_5^*}{\partial \lambda_2} < 0$
μ_1	$\dfrac{\partial c_t^*}{\partial \mu_1} < 0$，$\dfrac{\partial \lambda_3^*}{\partial \mu_1} < 0$	$\dfrac{\partial c_t^*}{\partial \mu_1} < 0$，$\dfrac{\partial \lambda_3^*}{\partial \mu_1} < 0$	$\dfrac{\partial c_1^*}{\partial \mu_1} \cdot \dfrac{\partial \lambda_5^*}{\partial \mu_1} \geqslant 0$
μ_2	$\dfrac{\partial c_t^*}{\partial \mu_2} < 0$，$\dfrac{\partial \lambda_3^*}{\partial \mu_2} > 0$	$\dfrac{\partial c_t^*}{\partial \mu_2} < 0$，$\dfrac{\partial \lambda_3^*}{\partial \mu_2} > 0$	$\dfrac{\partial c_1^*}{\partial \mu_2} \cdot \dfrac{\partial \lambda_5^*}{\partial \mu_2} \leqslant 0$
μ_3	$\dfrac{\partial c_t^*}{\partial \mu_3} \cdot \dfrac{\partial \lambda_3^*}{\partial \mu_3} \leqslant 0$	$\dfrac{\partial c_t^*}{\partial \mu_3} \cdot \dfrac{\partial \lambda_3^*}{\partial \mu_3} \leqslant 0$	—

模型系统参数	第5章	第6章	第7章
p	$\dfrac{\partial c_t^*}{\partial p}=0,\ \dfrac{\partial \lambda_3^*}{\partial p}=0$	$\dfrac{\partial c_t^*}{\partial p}=0,\ \dfrac{\partial \lambda_3^*}{\partial p}=0$	$\dfrac{\partial c_1^*}{\partial p}=0,\ \dfrac{\partial \lambda_5^*}{\partial p}=0$
c_s	$\dfrac{\partial c_t^*}{\partial c_s}>0,\ \dfrac{\partial \lambda_3^*}{\partial c_s}=0$	$\dfrac{\partial c_t^*}{\partial c_s}>0,\ \dfrac{\partial \lambda_3^*}{\partial c_s}=0$	$\dfrac{\partial c_1^*}{\partial c_s}>0,\ \dfrac{\partial \lambda_5^*}{\partial c_s}=0$
c_i	$\dfrac{\partial c_t^*}{\partial c_i}<0,\ \dfrac{\partial \lambda_3^*}{\partial c_i}\geq 0$	$\dfrac{\partial c_t^*}{\partial c_i}<0,\ \dfrac{\partial \lambda_3^*}{\partial c_i}\geq 0$	$\dfrac{\partial c_1^*}{\partial c_i}<0,\ \dfrac{\partial \lambda_5^*}{\partial c_i}=0$
c_w	$\dfrac{\partial c_t^*}{\partial c_w}>0,$ $\dfrac{\partial \lambda_3^*}{\partial c_w}$无法确定	$\dfrac{\partial c_t^*}{\partial c_{w1}}>0,$ $\dfrac{\partial \lambda_3^*}{\partial c_{w1}}$无法确定; $\dfrac{\partial c_t^*}{\partial c_{w2}}>0,\ \dfrac{\partial \lambda_3^*}{\partial c_{w2}}<0$	$\dfrac{\partial c_1^*}{\partial c_w}>0,\ \dfrac{\partial \lambda_5^*}{\partial c_w}=0$

表 8.3 医疗服务资源调度优化模型的系统参数对三方目标函数值的影响关系

模型系统参数	第5章			第6章			第7章		
	F	G	H	F	G	H	F	G	H
λ_1	先增后减	增	先减后增	先增后减	增	先减后增	先增后减	增	减
λ_2	减	增	先减后增	减	增	先减后增	减	增	减
μ_1	先增后减	减	先减后增	先增后减	减	先减后增	先增后减	减	增
μ_2	增	减	增	增	减	增	增	减	增
μ_3	增	减	增	增	减	增	—	—	—
p	增	增	不变	增	增	不变	增	增	不变
c_s	减	减	不变	减	减	不变	减	减	不变
c_i	增	减	增	增	减	增	增	减	增
c_w	减	增	增	—	—	—	减	增	增
c_{w1}	—	—	—	减	增	增	—	—	—
c_{w2}	—	—	—	减	减	增	—	—	—

注：当其他参数不变时，随某一参数的增加，目标函数最优值随之变化的情况。

8.2 研究展望

（1）在需求调度优化研究中，本书重点考虑了两类患者在两台设备上的调度优化问题，其中双向转移情境下的问题设定还比较特殊。后续将进一步考虑双向转移情境下一般化的问题设定，以提出普适性的最优调度策略。此外，当两台设备扩展到多台设备时，其问题复杂性也将进一步提高，模型构建后理论性质的证明等工作也将更具有挑战性。

（2）本书重点研究了医院内部的需求管理问题，包括需求预测和需求调度。当前我国大力推行分级诊疗政策，不同医疗机构通过纵向或横向协作建立协同服务网络，为患者提供更为高效的连续型诊疗服务。由此涉及不同类型患者在两个（或多个）医疗机构之间的多资源调度优化问题，此问题也成为当前学术研究的热点问题。以两机构（基层医疗机构与大型公立医院）两服务节点（门诊服务和住院服务）为例，如图8.1所示，其患者的就诊流程则更为复杂，需借鉴Jackson排队网络模型对不同服务节点的患者等待及服务利用等问题进行深入分析，进而得到最优的调度优化策略。

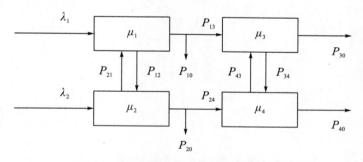

图 8.1　医院间不同资源的调度优化问题

（3）进一步，我国医疗卫生服务体系长期面临医疗资源空间配置的供需失衡问题。"十四五"时期，我国将加快优质医疗卫生资源扩容和区域均衡布局作为卫生资源配置的重要工作。在国家宏观政策的引导下，立足于当前我国区域医疗资源空间配置供需失衡的现状，如何整合现有资源、如何布局新增医疗机构、如何配置新增资源，促进多机构参与、多资源联动、多服务并行的医疗服务供给的高质量发展，成为当前决策者亟须解决的关键问题。由于传统配置模式未综合考虑供给侧、需求侧以及供需互动等方面的因素，因而配置较为粗糙；亟须在医疗资源配置过程中融合多学科方法来提升医疗资源配置的精细化，从而服务于当前的供给侧改革实践，为推动区域医疗服务的高质量和均衡发展提供理论依据与决策参考。

参考文献

［1］ Aboagye — Sarfo P, Mai Q, Sanfilippo F M, et al. A comparison of multivariate and univariate time series approaches to modelling and forecasting emergency department demand in Western Australia［J］. Journal of Biomedical Informatics,2015(57):62—73.

［2］ Ahmadi—Javid A,Jalali Z,Klassen K J. Outpatient appointment systems in healthcare: A review of optimization studies［J］. European Journal of Operational Research,2017,258(1):3—34.

［3］ Allen A O. Probability, Statistics, and Queuing Theory with Computer Science Applications［M］. New York: Academic Press,1990.

［4］ Allon G,Federgruen A. Competition in service industries with segmented markets［J］. Management Science,2009,55(4):619—634.

［5］ Allon G, Federgruen A. Competition in service industries［J］. Operations Research,2007,55(1):37—55.

［6］ Allon G, Federgruen A. Service competition with general queueing facilities［J］. Operations Research,2008,56(4):827—849.

［7］ Ayvaz N, Huh W T. Allocation of hospital capacity to multiple types of patients［J］. Journal of Revenue & Pricing Management,2010,9(5):386—398.

［8］ Bailey N T J. A study of queues and appointment systems in hospital outpatient departments, with special reference to waiting — times［J］. Journal of the Royal Statistical Society,1952,14(2):185—199.

［9］ Balasubramanian H, Biehl S, Dai L J, et al. Dynamic allocation of same—day requests in multi-physician primary care practices in the presence of prescheduled appointments［J］. Health Care Management Science, 2014, 17(1):31—48.

［10］ Barros O,Weber R,Reveco C. Demand analysis and capacity management for hospital emergencies using advanced forecasting models and stochastic simulation[J]. Operations Research Perspectives,2021(8):100—208.

[11] Barz C,Rajaram K. Elective patient admission and scheduling under multiple resource constraints[J]. Production & Operations Management, 2015,24(12):1907—1930.

[12] Bergs J,Heerinckx P,Verelst S. Knowing what to expect,forecasting monthly emergency department visits: A time-series analysis [J]. International Emergency Nursing,2013,22(2):112—115.

[13] Bertsimas D,Farias V F,Trichakis N. Fairness, efficiency and flexibility in organ allocation for kidney transplantation[J]. Operations Research, 2013,61(1):73—87.

[14] Bhattacharjee P,Ray P K. Hospital Appointment Scheduling in Presence of Walk—ins and Emergency Arrivals[M]. New York:Springer,2016.

[15] Bhattacharjee P, Ray P K. Patient flow modelling and performance analysis of healthcare delivery processes in hospitals[J]. Computers & Industrial Engineering,2014(78):299—312.

[16] Box G E P,Jenkins G M. Time series analysis:Forecasting and control [J]. Journal of the Operational Research Society,1971,22(2):199—201.

[17] Boyle J, Jessup M, Crilly J, et al. Predicting emergency department admissions[J]. Emergency Medicine Journal,2012,29(5):358—365.

[18] Brailsford S, Vissers J. OR in healthcare:A European perspective[J]. European Journal of Operational Research,2011,212(2):223—234.

[19] Cardoen B,Demeulemeester E,Beliën J. Operating room planning and scheduling:A literature review[J]. European Journal of Operational Research,2010,201(3):921—932.

[20] Cardoen B,Demeulemeester E,Beliën J. Sequencing surgical cases in a day—care environment:An exact branch-and-price approach [J]. Computers & Operations Research,2009,36(9):2660—2669.

[21] Cayirli T, Veral E. Outpatient scheduling in health care:A review of literature[J]. Production & Operations Management,2003,12(4):519—549.

[22] Chakraborty S,Muthuraman K,Lawley M. Sequential clinical scheduling with patient no — shows and general service time distributions [J].

Transactions,2010,42(5):354—366.

[23] Chakraborty S,Muthuraman K,Lawley M. Sequential clinical scheduling with patient no — show: The impact of pre-defined slot structures[J]. Socio—Economic Planning Sciences,2013,47(3):205—219.

[24] Chakraborty T,Chauhan S S,Vidyarthi N. Coordination and competition in a common retailer channel: Wholesale price versus revenue-sharing mechanisms [J]. International Journal of Production Economics, 2015(16):103—118.

[25] Chandra D. Reducing waiting time of outdoor patients in hospitals using different types of models: A systematic survey[J]. International Journal of Advance Research and Innovation,2015,3(1):81—87.

[26] Chao X L,Liu L M,Zheng S H. Resource allocation in multisite service systems with intersite customer flows[J]. Management Science, 2003, 49(12):1739—1752.

[27] Chen H, Frank M. Monopoly pricing when customers queue [J]. Transactions,2004,36(6):569—581.

[28] Chen H,Wan Y W. Capacity competition of make—to—order firms[J]. Operations Research Letters,2005,33(2):187—194.

[29] Chen P S,Lin M H. Development of simulation optimization methods for solving patient referral problems in the hospital—collaboration environment[J]. Journal of Biomedical Informatics,2017(73):148—158.

[30] Chen P S,Yang K H,Robielos R A C,et al. Patient referral mechanisms by using simulation optimization[J]. Simulation Modelling Practice and Theory,2016(61):14—27.

[31] Chen R R,Robinson L W. Sequencing and scheduling appointments with potential call — in patients[J]. Production & Operations Management, 2014,23(9):1522—1538.

[32] Chen Y,Xu P,Chu Y,et al. Short—term electrical load forecasting using the Support Vector Regression (SVR) model to calculate the demand response baseline for office buildings[J]. Applied Energy,2017(1):659—670.

[33] Chow V S, Puterman M L, Salehirad N, et al. Reducing surgical ward congestion through improved surgical scheduling and uncapacitated simulation [J]. Production & Operations Management,2011,20(3):418—430.

［34］ Conforti D, Guerriero F, Guido R. Non－block scheduling with priority for radiotherapy treatments［J］. European Journal of Operational Research,2010,201(1):289－296.

［35］ Conforti D, Guerriero F, Guido R. Optimization models for radiotherapy patient scheduling[J]. 4OR,2008,6(3):263－278.

［36］ Conforti D, Guerriero F, Guido R, et al. An optimal decision－making approach for the management of radiotherapy patients[J]. OR Spectrum, 2011,33(1):123－148.

［37］ Cortes C, Vapnik V. Support－vector networks[J]. Machine Learning, 1995,20(3):273－297.

［38］ Cui R M, Gallino S, Moreno A, et al. The operational value of social media information[J]. Production & Operations Management,2018,27(10):1749－1769.

［39］ Dantzig G B. A Hospital Admission Problem[D]. Palo Alto: Stanford University,1969.

［40］ Deceuninck M, Fiems D, De Vuyst S. Outpatient scheduling with unpunctual patients and no－shows[J]. European Journal of Operational Research,2018,265(1):195－207.

［41］ Denton B, Gupta D. A sequential bounding approach for optimal appointment scheduling[J]. IIE Transactions,2003,35(11):1003－1016.

［42］ Denton B, Viapiano J, Vogl A. Optimization of surgery sequencing and scheduling decisions under uncertainty［J］. Health Care Management Science,2007,10(1):13－24.

［43］ Denton B T. Handbook of Healthcare Operations Management, Methods and Applications[M]. New York:Springer,2013.

［44］ Dobrzykowski D, Deilami V S, Hong P, et al. A structured analysis of operations and supply chain management research in healthcare (1982—2011)[J]. International Journal of Production Economics,2014,147(2):514－530.

［45］ Dobson G, Hasija S, Pinker E J. Reserving capacity for urgent patients in primary care[J]. Production & Operations Management, 2011, 20(3):456－473.

［46］ Ekström A, Kurland L, Farrokhnia N, et al. Forecasting emergency department visits using internet data[J]. Annals of Emergency Medicine, 2015,65(4):436-442.

[47] Erdogan S A, Gose A, Denton B T. Online appointment sequencing and scheduling[J]. Transactions,2015,47(11):1267-1286.

[48] Feldman J, Liu N, Topaloglu H, et al. Appointment scheduling under patient preference and no-show behavior[J]. Operations Research,2014, 62(4):794-811.

[49] Feng Y Y, Xiao B C. Integration of pricing and capacity allocation for perishable products[J]. European Journal of Operational Research,2006, 168(1):17-34.

[50] Freund Y. Boosting a weak learning algorithm by majority [J]. Information and Computation,1995,121(2):256-285.

[51] Fries B E. Bibliography of operations research in health-care systems [J]. Operations Research,1976,24(5):801-814.

[52] Fries B E. Technical Note-Bibliography of operations research in health-care systems: An update[J]. Operations Research,1979,27(2):408-419.

[53] Fügener A, Hans E W, Kolisch R, et al. Master surgery scheduling with consideration of multiple downstream units [J]. European Journal of Operational Research,2014,239(1):227-236.

[54] Gartner D, Kolisch R. Scheduling the hospital-wide flow of elective patients [J]. European Journal of Operational Research,2014,233(3):689-699.

[55] Geng N, Xie X L. Optimizing contracted resource capacity with two advance cancelation modes [J]. European Journal of Operational Research,2012,221(3):501-512.

[56] Geng N, Xie X L, Jiang Z B. Capacity reservation and cancellation of critical resources [J]. IEEE Transactions on Automation Science and Engineering,2011,8(3):470-481.

[57] Geng N, Xie X L, Jiang Z B. Implementation strategies of a contract-based MRI examination reservation process for stroke patients [J]. European Journal of Operational Research,2013,231(2):371-380.

[58] Gerchak Y, Gupta D, Henig M. Reservation planning for elective surgery under uncertain demand for emergency surgery[J]. Management Science, 1996,42(3):321-334.

[59] Gocgun Y, Bresnahan B W, Ghate A, et al. A Markov decision process approach to multi－category patient scheduling in a diagnostic facility [J]. Artificial Intelligence in Medicine, 2011, 53(2):73－81.

[60] Green L V, Savin S, Wang B. Managing patient service in a diagnostic medical facility[J]. Operations Research, 2006, 54(1):11－25.

[61] Gross D, Shortle J F, Thompson J M, et al. Fundamentals of Queueing Theory[M]. New York: John Wiley & Sons, 2008.

[62] Grushkacockayne Y, Jose V R R, Lichtendahl K C. Ensembles of overfit and overconfident forecasts[J]. Management Science, 2017, 63(4):1110－1130.

[63] Guerriero F, Guido R. Operational research in the management of the operating theatre: A survey[J]. Health Care Management Science, 2011, 14(1):89－114.

[64] Guo L, Wu X L. Capacity sharing between competitors[J]. Management Science, 2018, 64(8):3554－3573.

[65] Guo P F, Tang C S, Wang Y L, et al. The impact of reimbursement policy on social welfare, revisit rate, and waiting time in a public healthcare system: Fee－for－service versus bundled payment[J]. Manufacturing & Service Operations Management, 2018, 21(1):154－170.

[66] Gupta D. Surgical suites' operations management [J]. Production & Operations Management, 2007, 16(6):689－700.

[67] Gupta D, Denton B. Appointment scheduling in health care: Challenges and opportunities[J]. IIE Transactions, 2008, 40(9):800－819.

[68] Gupta D, Wang L. Revenue management for a primary care clinic in the presence of patient choice[J]. Operations Research, 2008, 56(3):576－592.

[69] Ha A Y. Optimal dynamic scheduling policy for a make－to－stock production system[J]. Operations Research, 1997, 45(1):42－53.

[70] Ha A Y, Li L, Ng S M. Price and delivery logistics competition in a supply chain[J]. Management Science, 2003, 49(9):1139－1153.

[71] Hall R. Handbook of Healthcare System Scheduling[M]. New York: Springer, 2012.

[72] Hall R. Patient Flow: Reducing Delay in Healthcare Delivery[M]. New

York:Springer,2013.

[73] Harrou F,Dairi A,Kadri F,et al. Effective forecasting of key features in hospital emergency department: Hybrid deep learning—driven methods [J]. Machine Learning with Applications,2021(7):100200.

[74] Hassin R,Haviv M. To Queue or not to Queue:Equilibrium Behavior in Queueing Systems[M]. New York:Springer,2003.

[75] Hassin R, Mendel S. Scheduling arrivals to queues: A single — server model with no—shows[J]. Management Science,2008,54(3):565—572.

[76] Helm J E,Van Oyen M P. Design and optimization methods for elective hospital admissions[J]. Operations Research,2014,62(6):1265—1282.

[77] Heo J, Yang J Y. AdaBoost based bankruptcy forecasting of Korean construction companies[J]. Applied Soft Computing,2014(24):494—499.

[78] Hsieh C C, Chang Y L, Wu C H. Competitive pricing and ordering decisions in a multiple—channel supply chain[J]. International Journal of Production Economics,2014,154(4):156—165.

[79] Huang Y L,Marcak J. Radiology scheduling with consideration of patient characteristics to improve patient access to care and medical resource utilization[J]. Health Systems,2013,2(2):93—102.

[80] Huh W T, Liu N, Truong V A. Multiresource allocation scheduling in dynamic environments[J]. Manufacturing & Service Operations Management,2013,15(2):280—291.

[81] Hussain M, Ajmal M M, Gunasekaran A, et al. Exploration of social sustainability in healthcare supply chain [J]. Journal of Cleaner Production,2018(203):977—989.

[82] Izabel M,Shakoor H,Nelson G. Forecasting daily emergency department visits using calendar variables and ambient temperature readings[J]. Academic Emergency Medicine,2013,20(8):769—777.

[83] Jones S S, Evans R S, Allen T L, et al. A multivariate time series approach to modeling and forecasting demand in the emergency department[J]. Journal of Biomedical Informatics,2009,42(1):123—139.

[84] Jones S S,Thomas A,Evans R S,et al. Forecasting daily patient volumes in the emergency department[J]. Academic Emergency Medicine,2008, 15(2):159—170.

［85］ Kaandorp G C,Koole G. Optimal outpatient appointment scheduling[J]. Health Care Management Science,2007,10(3):217−229.

［86］ Klassen K J, Rohleder T R. Outpatient appointment scheduling with urgent clients in a dynamic,multi−period environment[J]. International Journal of Service Industry Management,2004,15(2):167−186.

［87］ Klassen K J, Rohleder T R. Scheduling outpatient appointments in a dynamic environment[J]. Journal of Operations Management, 1996, 14(14):83−101.

［88］ Koeleman P M,Koole G M. Optimal outpatient appointment scheduling with emergency arrivals and general service times[J]. IIE Transactions on Healthcare Systems Engineering,2012,2(1):14−30.

［89］ Kolisch R, Sickinger S. Providing radiology health care services to stochastic demand of different customer classes[J]. OR Spectrum,2008, 30(2):375−395.

［90］ Kong Q X,Lee C Y,Teo C P,et al. Appointment sequencing:Why the smallest−variance−first rule may not be optimal[J]. European Journal of Operational Research,2016,255(3):809−821.

［91］ Kong Q X,Lee C Y,Teo C P,et al. Scheduling arrivals to a stochastic service delivery system using copositive cones[J]. Operations Research, 2013,61(3):711−726.

［92］ Lahouar A,Ben Hadj Slama J. Hour−ahead wind power forecast based on random forests[J]. Renewable Energy,2017(109):529−541.

［93］ Lakshmi C,Sivakumar A I. Application of queueing theory in health care:A literature review[J]. Operations Research for Health Care,2013,2(1):25−39.

［94］ Lee S J,Heim G R,Sriskandarajah C,et al. Outpatient appointment block scheduling under patient heterogeneity and patient no − shows [J]. Production & Operations Management,2018,27(1):28−48.

［95］ Li J H,Chen W Y. Forecasting macroeconomic time series:Lasso−based approaches and their forecast combinations with dynamic factor models [J]. International Journal of Forecasting,2014,30(4):996−1015.

［96］ Li L,Jiang L,Liu L M. Service and price competition when customers are naive[J]. Production & Operations Management,2012,21(4):747−760.

［97］ Li N,Kong N,Li Q L,et al. Evaluation of reverse referral partnership in a tiered hospital system — A queuing — based approach[J]. International Journal of Production Research,2017,55(19):5647—5663.

[98] Lin D,Patrick J,Labeau F. Estimating the waiting time of multi—priority emergency patients with downstream blocking [J]. Health Care Management Science,2014,17(1):88—99.

[99] Lindley D V. The theory of queues with a single server[J]. Mathematical Proceedings of the Cambridge Philosophical Society,1952,48(2):277—289.

[100] Liu B,Cai G S,Tsay A A. Advertising in asymmetric competing supply chains[J]. Production & Operations Management,2015,23(11):1845—1858.

[101] Liu H,Chen C. Spatial air quality index prediction model based on decomposition,adaptive boosting,and three—stage feature selection: A case study in China [J]. Journal of Cleaner Production, 2020, 265(6):121777.

[102] Liu N. Optimal choice for appointment scheduling window under patient no—show behavior[J]. Production & Operations Management,2016, 25(1):128—142.

[103] Liu N,Finkelstein S R,Kruk M E,et al. When waiting to see a doctor is less irritating:Understanding patient preferences and choice behavior in appointment scheduling [J]. Management Science, 2018, 64 (5): 1975—1996.

[104] Liu N,Truong V A,Wang X S,et al. Integrated scheduling and capacity planning with considerations for patients' Length — of — Stays [J]. Production & Operations Management,2019,28(7):1735—1756.

[105] Liu X Y, Cai X Q, Zhao R Q, et al. Mutual referral policy for coordinating health care systems of different scales[J]. International Journal of Production Research,2015,53(24):7411—7433.

[106] Liu Y,Wang R. Study on network traffic forecast model of SVR optimized by GAFSA[J]. Chaos,Solitons & Fractals,2016(89):153—159.

[107] Luo J Z, Kulkarni V G, Ziya S. A tandem queueing model for an appointment—based service system[J]. Queueing Systems,2015,79(1): 53—85.

［108］ Luo J Z, Kulkarni V G, Ziya S. Appointment scheduling under patient no-shows and service interruptions［J］. Manufacturing and Service Operations Management, 2012, 14(4):670-684.

［109］ Luo L, Feng Y B. Using time series analysis to forecast emergency patient arrivals in CT department［C］. New York:Institute of Electrical and Electronics Engineers Inc, 2015.

［110］ Luo L, Luo L, Zhang X L, et al. Hospital daily outpatient visits forecasting using a combinatorial model based on ARIMA and SES models［J］. BMC Health Services Research, 2017, 17(1):469.

［111］ Luo L, Zhang Y M, Fang Q, et al. A discrete event simulation approach for reserving capacity for emergency patients in the radiology department［J］. BMC Health Services Research, 2018, 18(1):452.

［112］ Luo L, Zhang Y M, Yang J C, et al. Modeling patient arrivals in a radiology department［C］. New York:Institute of Electrical and Electronics Engineers Inc, 2017.

［113］ Luo L, Zhou Y, Han B T, et al. An optimization model to determine appointment scheduling window for an outpatient clinic with patient no-shows［J］. Health Care Management Science, 2017(4):1-17.

［114］ Mackay M. Practical experience with bed occupancy management and planning systems:An Australian view［J］. Health Care Management Science, 2001, 4(1):47-56.

［115］ Magerlein J M, Martin J B. Surgical demand scheduling:A review［J］. Health Services Research, 1978, 13(4):418-433.

［116］ Marques I, Captivo M E, Pato M V. An integer programming approach to elective surgery scheduling［J］. OR Spectrum, 2012, 34(2):407-427.

［117］ Marynissen J, Demeulemeester E. Literature review on multi-appointment scheduling problems in hospitals［J］. European Journal of Operational Research, 2018, 272(2):407-419.

［118］ May J H, Spangler W E, Strum D P, et al. The surgical scheduling problem:Current research and future opportunities［J］. Production & Operations Management, 2011, 20(3):392-405.

［119］ Mcclean S, Millard P H. A decision support system for bed-occupancy management and planning hospitals［J］. Journal of Mathematics Applied in Medicine and Biology,1995,12(3):249—257.

[120] Min D, Yih Y. An elective surgery scheduling problem considering patient priority[J]. Computers & Operations Research,2010,37(6): 1091—1099.

[121] Min D, Yih Y. Managing a patient waiting list with time — dependent priority and adverse events[J]. RAIRO — Operations Research,2014, 48(1):53—74.

[122] Min D, Yih Y. Scheduling elective surgery under uncertainty and downstream capacity constraints[J]. European Journal of Operational Research,2010,206(3):642—652.

[123] Murray M, Berwick D M. Advanced access:Reducing waiting and delays in primary care[J].Journal of the American Medical Association,2003, 289(8):1035—1040.

[124] Muthuraman K, Lawley M. A stochastic overbooking model for outpatient clinical scheduling with no — shows[J]. IIE Transactions, 2008,40(9):820—837.

[125] Patrick J. A Markov decision model for determining optimal outpatient scheduling[J]. Health Care Management Science,2012,15(2):91—102.

[126] Patrick J, Puterman M L. Improving resource utilization for diagnostic services through flexible inpatient scheduling:A method for improving resource utilization[J]. Journal of the Operational Research Society, 2007,58(2):235—245.

[127] Patrick J, Puterman M L, Queyranne M. Dynamic multipriority patient scheduling for a diagnostic resource[J]. Operations Research,2008, 56(6):1507—1525.

[128] Peng T, Zhou J, Zhang C, et al. Multi—step ahead wind speed forecasting using a hybrid model based on two—stage decomposition technique and AdaBoost—extreme learning machine [J]. Energy Conversion and Management,2017(153):589—602.

[129] Qi F, Sim C K, Teo C P. Profit sharing agreements in decentralized supply chains: A distributionally robust approach [J]. Operations Research,2018,66(2):500—513.

[130] Qian Q, Zhuang W F. Tax/subsidy and capacity decisions in a two—tier

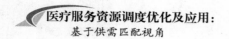
health system with welfare redistributive objective[J]. European Journal of Operational Research,2017,260(1):140—151.

[131] Qiu X,Zhang L,Nagaratnam S P,et al. Oblique random forest ensemble via least square estimation for time series forecasting[J]. Information Sciences,2017(420):249—262.

[132] Qu X L,Peng Y D,Shi J,et al. An MDP model for walk—in patient admission management in primary care clinics[J]. International Journal of Production Economics,2015(168):303—320.

[133] Rais A,Viana A. Operations research in healthcare: A survey[J]. International Transactions in Operational Research,2011,18(1):1—31.

[134] Ramakrishnan S,Nagarkar K,Degennaro M,et al. A study of the CT scan area of a healthcare provider[C]. New York:Institute of Electrical and Electronics Engineers Inc,2004.

[135] Rath S,Rajaram K,Mahajan A. Integrated anesthesiologist and room scheduling for surgeries:Methodology and application[J]. Operations Research,2017,65(6):1460—1478.

[136] Rohleder T R,Klassen K J. Rolling horizon appointment scheduling: A simulation study[J]. Health Care Management Science,2002,5(3):201—209.

[137] Rohleder T R,Klassen K J. Using client—variance information to improve dynamic appointment scheduling performance[J]. Omega, 2000,28(3):293—302.

[138] Roland B,Martinelly C D,Riane F,et al. Scheduling an operating theatre under human resource constraints[J]. Computers & Industrial Engineering,2010,58(2):212—220.

[139] Ross S M. Introduction to Probability Models[M]. Singapore: Elsevier,2011.

[140] Ruth R J. A mixed integer programming model for regional planning of a hospital inpatient service[J]. Management Science,1981,27(5):521—533.

[141] Samiedaluie S,Kucukyazici B,Verter V,et al. Managing patient admissions in a neurology ward[J]. Operations Research,2017,65(3): 635—656.

[142] Samorani M,Laganga L R. Outpatient appointment scheduling given

individual day—dependent no—show predictions[J]. European Journal of
Operational Research,2015,240(1):245—257.

[143] Sauré A, Patrick J, Tyldesley S, et al. Dynamic multi — appointment
patient scheduling for radiation therapy [J]. European Journal of
Operational Research,2012,223(2):573—584.

[144] Schütz H J,Kolisch R. Approximate dynamic programming for capacity
allocation in the service industry[J]. European Journal of Operational
Research,2012,218(1):239—250.

[145] Schütz H J,Kolisch R. Capacity allocation for demand of different customer—
product—combinations with cancellations, no—shows, and overbooking when
there is a sequential delivery of service[J]. Annals of Operations Research,
2013,206(1):401—423.

[146] Shi P Y,Chou M C,Dai J G,et al. Models and insights for hospital inpatient
operations: Time—dependent ED boarding time[J]. Management Science,
2016,62(1):1—28.

[147] Sickinger S,Kolisch R. The performance of a generalized Bailey—Welch rule
for outpatient appointment scheduling under inpatient and emergency demand
[J]. Health Care Management Science,2009,12(4):408—419.

[148] Smith—Daniels V L, Schweikhart S B, Smith—Daniels D E. Capacity
management in health care services: Review and future research
directions[J]. Decision Sciences,1988,19(4):889—919.

[149] Song J,Wen J P. A non—cooperative game with incomplete information
to improve patient hospital choice [J]. International Journal of
Production Research,2015,53(24):7360—7375.

[150] Sudarshan V K,Brabrand M,Range T M,et al. Performance evaluation
of emergency department patient arrivals forecasting models by
including meteorological and calendar information:A comparative study
[J]. Computers in Biology and Medicine,2021(135):104541.

[151] Sun Y,Heng B H,Seow Y T,et al. Forecasting daily attendances at an
emergency department to aid resource planning[J]. BMC Emergency
Medicine,2009(9):1.

[152] Syahrir I, Suparno, Vanany I. Healthcare and disaster supply chain:
Literature review and future research [J]. Procedia Manufacturing,

2015(4):2-9.

[153] Tibshirani R. Regression selection and shrinkage via the Lasso[J]. Journal of the Royal Statistical Society,1996,58(1):267-288.

[154] Truong V A. Optimal advance scheduling[J]. Management Science, 2015,61(7):1584-1597.

[155] Turkcan A,Zeng B,Muthuraman K,et al. Sequential clinical scheduling with service criteria[J]. European Journal of Operational Research, 2011,214(3):780-795.

[156] Vries J D,Huijsman R. Supply chain management in health services:An overview[J]. Supply Chain Management,2011,16(3):159-165.

[157] Walter S D. A comparison of appointment schedules in a hospital radiology department [J]. British Journal of Preventive and Social Medicine,1973,27(3):160-167.

[158] Wang P P. Sequencing and scheduling N customers for a stochastic server[J]. European Journal of Operational Research,1999,119(3):729-738.

[159] Wang S,Liu N,Wan G H. Managing appointment-based services in the presence of walk-in customers[J]. Management Science,2020,66(2):667-686.

[160] Wang X S,Truong V A. Multi-priority online scheduling with cancellations [J]. Operations Research,2018,66(1):104-122.

[161] Wang Y L,Wallace S W,Shen B,et al. Service supply chain management:A review of operational models[J]. European Journal of Operational Research,2015,247(3):685-698.

[162] Wargon M,Guidet B,Hoang T D,et al. A systematic review of models for forecasting the number of emergency department visits [J]. Emergency Medicine Journal,2009,26(6):395-399.

[163] Wolff R W. Stochastic Modeling and the Theory of Queues[M]. New Jersey:Prentice Hall,1989.

[164] Wu L J,Cao G H. Seasonal SVR with FOA algorithm for single-step and multi-step ahead forecasting in monthly inbound tourist flow[J]. Knowledge-Based Systems,2016(110):157-166.

[165] Xie J G,Zhuang W F,Ang M,et al. Analytics for hospital resource planning-two case studies[J]. Production & Operations Management,2021,30(6):1863-1885.

[166] Xu M, Wong T C, Chin K S. Modeling daily patient arrivals at emergency department and quantifying the relative importance of contributing variables using artificial neural network [J]. Decision Support Systems,2013,54(3):1488−1498.

[167] Yang D Z,Ye Z,Lim L H I,et al. Very short term irradiance forecasting using the lasso[J]. Solar Energy,2015(114):314−326.

[168] Yang L Y,Debo L. Referral priority program:Leveraging social ties via operational incentives[J]. Management Science, 2018, 65 (5): 2231 − 2248.

[169] Yao Z,Leung S C H,Lai K K. Manufacturer's revenue−sharing contract and retail competition[J]. European Journal of Operational Research, 2008,186(2):637−651.

[170] Yip W, Fu H Q, Chen A T, et al. 10 years of health−care reform in China:Progress and gaps in Universal Health Coverage[J]. The Lancet, 2019,394(4):1192−1204.

[171] Young J P. A Queuing Approach to the Control of Hospital Inpatient Census[D]. Baltimore:Johns Hopkins University,1962.

[172] Zeng B, Turkcan A, Lin J, et al. Clinic scheduling models with overbooking for patients with heterogeneous no−show probabilities[J]. Annals of Operations Research,2010,178(1):121−144.

[173] Zhang J,Chiang W Y K,Liang L. Strategic pricing with reference effects in a competitive supply chain[J]. Omega,2014,44(2):126−135.

[174] Zhao X. Coordinating a supply chain system with retailers under both price and inventory competition[J]. Production & Operations Management,2008, 17(5):532−542.

[175] Zhou L P,Geng N,Jiang Z B,et al. Combining revenue and equity in capacity allocation of imaging facilities [J]. European Journal of Operational Research,2017,256(2):619−628.

[176] Zhu T,Luo L,Zhang X L,et al. Time series approaches for forecasting the number of hospital daily discharged inpatients[J]. IEEE Journal of Biomedical and Health Informatics,2017,21(2):515−526.

[177] Zhuang W F. Monotone Optimal Control for a Class of Discrete−event Stochastic Systems and its Applications in Revenue Management[D].

Singapore：NanYang Technology University，2010.

[178] Zhuang W F，Li M Z F. A new method of proving structural properties for certain class of stochastic dynamic control problems[J]. Operations Research Letters，2010，38(5)：462−467.

[179] Ziel F，Liu B D. Lasso estimation for GEFCom2014 probabilistic electric load forecasting[J]. International Journal of Forecasting，2016，32(3)：1029−1037.

[180] 丁宏伟. 基于离散事件仿真的医技预约调度策略研究［D］. 成都：四川大学，2013.

[181] 杜少甫，谢金贵，刘作仪. 医疗运作管理：新兴研究热点及其进展［J］. 管理科学学报，2013，16（8）：1−19.

[182] 罗利，石应康. 医疗服务资源调度优化理论、方法及应用［M］. 北京：科学出版社，2014.

[183] 秦春蓉. 多等级医疗检查调度优化模型与策略研究［D］. 成都：四川大学，2014.

[184] 王建军，代宗利，侯晓文. 跨科室资源共享模式下择期病人手术室调度研究［J］. 系统工程理论与实践，2021，41（11）：2947−2962.

[185] 王昱，唐加福，曲刚. 医院手术室运作管理：研究热点及发展方向［J］. 系统工程理论与实践，2018，38（7）：1778−1791.

[186] 吴晓丹，李娟，俞天智，等. 基于 MRI 设备差异的医疗检查任务分配与排程［J］. 工业工程与管理，2017，22（3）：69−76.

[187] 赵箐. 高价值医疗设备共享下的任务分配研究［D］. 天津：河北工业大学，2015.